FSC
www.fsc.org
MIX
Papier aus verantwortungsvollen Quellen
Paper from responsible sources
FSC® C105338

Gabriele Raeuber

„Keine Angst, tut nicht weh“

Zu verbalen Strategien der Stressbewältigung am Beispiel der venösen Blutentnahme

Diplomica Verlag GmbH

Raeuber, Gabriele: „Keine Angst, tut nicht weh" - Zu verbalen Strategien der Stressbewältigung am Beispiel der venösen Blutentnahme, Hamburg, Diplomica Verlag GmbH 2013

Buch-ISBN: 978-3-8428-8689-6
PDF-eBook-ISBN: 978-3-8428-3689-1
Druck/Herstellung: Diplomica® Verlag GmbH, Hamburg, 2013

Bibliografische Information der Deutschen Nationalbibliothek:
Die Deutsche Nationalbibliothek verzeichnet diese Publikation in der Deutschen Nationalbibliografie; detaillierte bibliografische Daten sind im Internet über http://dnb.d-nb.de abrufbar.

Hermannstal 119k, 22119 Hamburg
http://www.diplomica-verlag.de, Hamburg 2013
Printed in Germany

INHALTSVERZEICHNIS

Im Interesse eines harmonischen Leseflusses wird auf eine besonders gendersensible Schreibweise verzichtet. Wenn es dem inhaltlichen Sinn nicht entgegen steht, sind bei personenbezogenen Begriffen wertungsfrei beide Geschlechter gemeint.

1 Einleitung

1.1 Ziele und Aufgabenstellung

Wie beglückend oder wie verletzend Worte sein können – alltäglich sind derart anregende beziehungsweise niederschlagende Erlebnisse zu erfahren oder zu beobachten. Nicht in jedem Fall sind diese Wirkungen durch die Sprecher intendiert, aber sie zeigen, wie achtsam sprachliches Handeln vollzogen werden sollte, denn letztlich stellt jeder kommunikative Akt einen Eingriff in den Stoffwechsel und den Hormonhaushalt, also die Energieressourcen des Gesprächspartners, dar. Indem die körperlichen Zustände in Anschlusskommunikationen einfließen, nehmen sie Einfluss auf soziale Systeme und werden deshalb für die Gemeinschaft relevant.

Vor dem Hintergrund zunehmender Stresserkrankungen mit nachweislich gesellschaftlichen Ursachen stellt sich die Frage, inwiefern Sprache hierbei eine Rolle spielt.

In den nachfolgenden Ausführungen wird der Fokus daher auf die Bedeutung der physiologischen Seite von Kommunikation gerichtet, da die Verbindung zwischen gesellschaftlichen und körperlichen Prozessen durch Kommunikation, speziell durch deren Medium Sprache mit der kulturellen und der biologischen Dimension, gegeben ist.

Kommunikation wird in der Systemtheorie nach Niklas Luhmann als Operation begriffen, in der sich soziale Systeme ausdifferenzieren.[1] Sprache leistet dabei als Medium[2] die strukturelle Kopplung zwischen Bewusstsein und Kommunikation.[3] Die Systemtheorie erhebt den Anspruch, komplexe gesellschaftliche Zusammenhänge zu erfassen. An der Stelle, an der sie relativ kurz greift und nur allgemein von einer strukturellen Kopplung zwischen biologischem und psychischem System ausgegangen wird, lässt sich mit Hilfe einer sprachwissenschaftlichen Theorie, dem Prinzip der sprachlichen Relativität, der Anschluss zur Linguistik und so zu Teilgebieten wie Kognitions-, Psycho- oder Neurolinguistik herstellen. Über diesen Weg gelingt eine Synthese von gesellschaftlichen und individuellen physiologischen Prozessen.

---

1 vgl. Luhmann, 1984, S. 200
2 vgl. Luhmann, 1997, S. 205
3 vgl. Luhmann, 1997, S. 108

Aufgrund der negativen Auswirkungen von Stress auf die individuelle Gesundheit wurde für die empirische Untersuchung ein Beispiel aus dem medizinischen System gewählt. Stellenwert und Konsequenzen der Tatsache, dass mittels Sprache direkt in körperliche Prozesse eingegriffen wird, sollten sich im Ergebnis einer Analyse von verbalen Strategien zur Stressbewältigung abzeichnen. Eine Untersuchung im medizinischen Kontext liegt auch deshalb nahe, weil einerseits das biologische System im Sinne Luhmanns durch den Sprachgebrauch, also Sprachproduktion und Sprachrezeption, betroffen ist und andererseits Sprache benutzt wird, um auf die Befindlichkeiten von Patienten Einfluss zu nehmen, beispielsweise, um sie zu beruhigen.
In einer typischen Interaktionssituation des funktionalen Teilsystems Medizin, der diagnostischen Blutentnahme, die in einer stark asymmetrischen Kommunikationssituation erfolgt, sollen verbale Strategien zur Bewältigung der patientenseitigen Stress- bzw. Angstsituation untersucht werden. Es wird davon ausgegangen, dass es sich wegen der Häufigkeit der Anwendung um ein gesellschaftlich verankertes Handlungsskript handelt. Daher kann eine für Gesprächsanalysen methodisch ungewöhnliche Herangehensweise gewählt werden, die zu begründen sein wird. Mittels Fragebogen, der eine Sprachproduktionsaufgabe auf der Basis einer karikativen Darstellung der entsprechenden Situation enthält, wird ein Textkorpus geschaffen. Es sollen Aussagen von Probanden, die zum medizinischen Personal gehören, mit Aussagen anderer Testpersonen verglichen werden. Hierbei kommen sprachbegleitende para- und nonverbale Elemente oder Persönlichkeitsmerkmale der Sprecher nicht zum Tragen. Dadurch wird es möglich, sich unter soziolinguistischen Prämissen auf pragmatische, vor allem aber auf kognitive und semantische Aspekte zu konzentrieren und den Effekt prosodischer Anteile in Sprechakten zu kontrollieren.
Konkret soll untersucht werden, welche sprachlichen Mittel gewählt werden, um den Emotionen von Patienten zu begegnen, die als Reaktionen auf eine medizinische Stress-Situation auftreten können und ob dabei Muster in der Sprachverwendung erkennbar sind, die auf prototypische verbale Strategien schließen lassen. Interessant wird außerdem sein, ob sich das Rollenverhalten des medizinischen Personals mit der Rollenerwartung potenzieller Patienten deckt. Voraussichtlich werden durch die erhobenen Parameter auch soziolektale Unterschiede deutlich. Es sind berufsbezogene, altersabhängige und geschlechtsspezifische Variationen zu erwarten.

Stress wird in verschiedenen Forschungsrichtungen untersucht und seine Bewältigung gelingt u.a. auch mit sprachbasierten Interventionen. Konzepte wie z.B. *beruhigen*, *trösten* oder *aufmuntern* sind in der Sprache bereits angelegt. Auf dieses Potenzial und seine Wirkung soll hier verwiesen werden, dagegen wird es nicht um sprachtherapeutische Aspekte im psychologischen Sinn gehen.
Ausblickend wird eine Möglichkeit vorgeschlagen, die Wirkung von sprachlichen Phrasen auf den Organismus zu messen.

1.2 Forschungskontext

Mit Stress beschäftigen sich Fachrichtungen wie Psychologie, Medizin, Pflegewissenschaften, Soziologie oder Biologie.[4] In der Stressforschung gibt es sichere Belege dafür, dass es dynamische Beziehungen zwischen stressbezogenen Variablen und Gesundheit gibt. Dennoch gilt es als erstrebenswert, weitere Konzepte, Messtechniken und Forschungsmethoden zu entwickeln.[5]
Für Pflegeforschung, Pflegetheorie und Pflegepraxis birgt die Beschäftigung mit Stress, Stressbewältigung und Gesundheit ein enormes Potenzial im Hinblick auf die Gesundheitspolitik und vor allem die Finanzierung von Gesundheitsdienstleistungen.[6]
Wegen der Forderung nach steigender Effizienz im Gesundheitswesen wird auch der Verständigung zwischen medizinischem Personal und Patienten immer mehr Aufmerksamkeit gewidmet. In der Ankündigung zur 16. Arbeitstagung des Institutes für Deutsche Sprache, die im März 2012 stattfand und deren Rahmenthema Medizinische Kommunikation war, heißt es beispielsweise:

> "Insgesamt erweist sich professionelles medizinisches Handeln als in weiten Teilen kommunikativ organisiert, vielfach klar strukturiert und meist pointiert handlungsbezogen und zielorientiert. Dieses Untersuchungsfeld bietet für die Linguistik daher die Möglichkeit, linguistische Fragestellungen in der gesamten Bandbreite von Grundlagenforschung, Theorien- und Methodenentwicklung, empirischen Analysen bis hin zur konkreten Anwendung zu bearbeiten." [7]

In Bezug zur Korpuslinguistik, einer eigenständigen Disziplin der Linguistik, steht die im Rahmen der Untersuchung entstandene Sammlung sprachlicher Äußerungen.

---

4 vgl. Rice, 2005, S. 11
5 vgl. Rice, 2005, S. 603
6 vgl. Rice, 2005, S. 609
7 website des Institutes für deutsche Sprache

Die Bestandteile eines Korpus sind Texte, liegen in digitalisierter Form vor und bestehen aus den erhobenen Daten sowie aus Metadaten, welche die Ursprungsdaten beschreiben.[8] Korpora sind geeignet, Sprachstrukturen und Verwendungsweisen einer Sprache zu beschreiben. Untersuchungsergebnisse werden reproduzierbar, lassen sich vergleichen und das vorliegende Sprachmaterial lässt sich zu einem späteren Zeitpunkt noch für andere Forschungsinteressen nutzen.[9]

1.3 Vorgehensweise

Der theoretische Teil beginnt mit Erläuterungen zu den maßgeblichen Begriffen des Titelthemas. Es wird dort geklärt, was unter *verbalen Strategien* zu verstehen ist, was mit *Stress und Stressbewältigung* gemeint ist und was *venöse Blutentnahme,* synonym auch *Blutabnahme,* bedeutet.

Im nächsten Kapitel geht es um wesentliche Aspekte der beiden zugrunde liegenden Theorien. Systemtheorie und Prinzip der sprachlichen Relativität werden in einer Gegenüberstellung zusammengeführt, sodass es möglich wird, die Untersuchungsergebnisse in ihrer gesellschaftlichen Bedeutung zu verorten.

Es folgen Ausführungen zum grundlegenden Kontext der empirischen Untersuchung. Schwerpunkte liegen dabei in der Darstellung der für das Gesundheitssystem typischen asymmetrischen Kommunikationssituation zwischen den wichtigsten Akteursrollen und der Beschreibung von Sprachverarbeitungsprozessen. Diese stützen nicht nur die gewählte Methode, sondern schaffen Präsuppositionen hinsichtlich der Datenauswertung und der Interpretation. Zugleich ergibt sich aus den Ausführungen die logische Folge in Bezug auf die Hauptintention des Buches.

Schließlich werden verschiedene Aspekte beleuchtet, die sich auf die empirische Untersuchung beziehen und vorab zu klären sind bzw. die sich während der Datenauswertung als relevant erwiesen haben.

Die theoretischen Ausführungen werden im empirischen Teil anhand einer Sprachproduktionsaufgabe illustriert.

---

8 vgl. Lemnitzer/ Zinsmeister, 2006, S. 7

9 vgl. Lemnitzer/ Zinsmeister, 2006, S. 10

Die Daten wurden mittels Fragebogen erhoben, einer Inhaltsanalyse entsprechend codiert und mithilfe des Tabellenkalkulationsprogramms Excel ausgewertet. Fragebogen, Codebuch, Urliste und Präsentationsdiagramme befinden sich im Anhang.

Theoretischer und empirischer Teil werden zunächst separat zusammengefasst. Im Schlusskapitel werden sie in einer Diskussion in Beziehung gebracht bevor die Untersuchung in den Forschungskontext eingeordnet und ein abschließendes Resümee gezogen wird.

2 Theoretischer Teil

2.1 Dimensionen des Themas

Bevor die den Ausführungen zugrunde liegenden Theorien und die Hintergründe der empirischen Untersuchung dargestellt werden, soll die Klärung der drei Konstrukte des Titels *verbale Strategien*, *Stressbewältigung* und *venöse Blutentnahme* ein Vorverständnis für die Themenstellung schaffen. Es soll dabei deutlich werden, dass Stress eine Ursache für Erkrankungen sein kann, weshalb sich Betroffene medizinischen Maßnahmen unterziehen müssen, die größtenteils auch Blutuntersuchungen beinhalten. Derlei Prozedere wird begleitet und koordiniert durch sprachliche Handlungen der Akteure, die dabei bestimmten verbalen Strategien folgen.

2.1.1 Verbale Strategien

Als *Wissen,* synonym *Weltwissen,* wird die Summe aller Informationen bezeichnet, die ein Mensch in Form neuronaler Netzwerke gespeichert hat und das ihm nun, z.B. während Interaktionen mit Handlungspartnern, zur Verfügung steht.[10] Es bildet die Basis für die Verstehensprozesse zwischen Kommunizierenden einer Sprachgemeinschaft. Diese müssen, um sich verständigen zu können, ein gemeinsames mentales Modell von der Welt besitzen, welches in ihrem Langzeitgedächtnis gespeichert ist. Standardinformationen sind dort repräsentiert in Form von Annahmen über typische Exemplare innerhalb von Objekt-, Handlungs- oder Situationskategorien.[11] Sie lassen sich durch Schemata darstellen.

> „Schemata sind netzartig strukturierte Wissensbereiche im LZG [gemeint ist das Langzeitgedächtnis, GR], die stereotype Situationen und Handlungen als mentale Modelle repräsentieren. Sie fungieren damit als Gerüst in der Organisation und Interpretation von individuellen Erfahrungen. Die Menge aller Schemata ergibt unser Weltmodell."[12]

Zu unterscheiden sind statische Objektschemata und dynamische Handlungsschemata. Letztere, die auch als Skripts bezeichnet werden, repräsentieren das Wissen um stereotype Handlungsabläufe.

---

[10] vgl. Veith, 2005, S. 7 f.
[11] vgl. Schwarz/ Chur, 1996, S. 102
[12] Schwarz/ Chur, 1996, S. 103

Skripts verkörpern wie ein „‚mentales Drehbuch' einen standardisierten Handlungsablauf einschließlich der Requisiten und beteiligten Aktanten", wobei auch die entsprechenden Rollenkonzepte inkludiert sind.[13]
Erfolgreiche Kommunikation bedarf neben des allgemeinen auch des sprachlichen Wissens sowie der Strategien, mittels derer dieses Wissen effektiv in der jeweiligen Kommunikationssituation eingesetzt werden kann. „Handlungsstrategien [einzuschließen sind die des sprachlichen Handelns, GR] werden im Verlauf der Sozialisation erworben."[14]
Um das Verstehen einer Äußerung seitens des Hörers vorzubereiten, bezieht ein Sprecher dessen Perspektive ein, d.h. er bringt hörer- und situationsgebundene Sprachproduktionsstrategien zur Anwendung.[15] Indem er diese äußert, vollführt er sprachliche Handlungen und realisiert dabei bestimmte Intentionen. Sprachliches Wissen, das u.a. das mentale Lexikon (also das Wissen um die Bedeutung von Wörtern) umfasst, ist ebenfalls im Langzeitgedächtnis gespeichert und wird sowohl beim Sprechen als auch beim Verstehen aktiviert.[16]
Die Fähigkeit, aufgrund des im Gedächtnis gespeicherten Wissens sinnvolle sprachliche Äußerungen zu produzieren und zu verstehen, indem man ihnen Bedeutungen zuordnet, wird als semantische Kompetenz bezeichnet. Die semantische Kompetenz umfasst neben dem Bedeutungswissen auch Mechanismen, die das Bedeutungswissen aktivieren können, sodass nicht nur das Verstehen und Produzieren von sinnvollen Äußerungen möglich ist, sondern auch das Einordnen von Bedeutungsrelationen, ebenso wie die sprachliche Bezugnahme auf die Welt und die Beurteilung von Sätzen nach Sinn und Wahrheitsgehalt.[17]
Semantische Prozesse laufen extrem schnell und unabhängig vom Bewusstsein ab, d.h. semantisches Wissen ist größtenteils implizites Wissen. Die Bedeutungszuordnung verläuft in vertrauten Sprachen reflexhaft, niemand kann sich dem Prozess willentlich entziehen.[18] Die lexikalische Bedeutung entspricht jedoch nicht immer der aktuellen Bedeutung, denn die für die Kommunikation notwendigen annähernd gleichen Bedeutungen im Langzeitgedächtnis von Individuen werden durch sehr persönliche Assoziati-

---

[13] vgl. Bußmann, 2008, S. 611
[14] Veith, 2005, S. 95
[15] vgl. Schwarz/ Chur, 1996, S. 93
[16] vgl. Schwarz/ Chur, 1996, S. 13
[17] vgl. Schwarz/ Chur, 1996, S. 17
[18] vgl. Schwarz/ Chur, 1996, S. 19

onen ergänzt und außerdem im jeweiligen Kontext spezifiziert.[19] Jede Äußerung besitzt also eine aktuelle Bedeutung, die sogenannte Äußerungsbedeutung, die vom Kontext beeinflusst wird. Zudem findet jede Äußerung in einer bestimmten Interaktionssituation statt und hat einen kommunikativen Sinn.[20]

Bei dem Rezipienten einer Äußerung wird im Rahmen des Sprachverarbeitungsprozesses entsprechendes Wissen aktiviert, das gleichfalls in Schemata bzw. Skripts organisiert ist. Er hegt aufgrund der Kontextsituation bestimmte Erwartungen an sein Gegenüber, z.B. an einen Inhaber einer sozialen Position, der somit eine soziale Rolle einnimmt. Soziale Rollen umfassen alle Erwartungen, die an Inhaber sozialer Positionen gerichtet sind,[21] also auch die Erwartungen an das sprachliche Handeln.

2.1.2 Stress, Stressoren und Stressbewältigung

Stress ist die Reaktion des Organismus auf Stressoren, d.h. auf Reize, „die aufgrund ihrer Qualität und Intensität die Person in ihrem Erleben zu besonderen Anpassungsleistungen bewegen.“[22] Die Reize können aus dem Organismus selbst oder der äußeren Umwelt resultieren. Letztere sind soziale Stressoren, d.h. Situationen, „die den menschlichen Erlebens- und Erfahrungsfluss in Form einer Bedrohung oder einer Herausforderung unterbrechen.“[23] Sie zählen zu den Hauptfaktoren, die die menschliche Gesundheit nachhaltig beeinträchtigen können. In der Stressforschung wird versucht, den Zusammenhang zwischen belastenden Erfahrungen, den Strategien und Ressourcen der Bewältigung, also dem Coping, sowie den ausgelösten biologischen Reaktionen zu erklären. Dabei sind diverse Wissenschaftsgebiete involviert, da jedoch das Gehirn eine Schlüsselrolle bei der Regulation vieler biologischer Funktionen des Organismus einnimmt, kommt den Neurowissenschaften die führende Position zu.[24]

Die Klassifikation von Stressreizen kann anhand der Dauer der Einwirkungszeit oder auch der Reaktion der Betroffenen erfolgen. Man unterscheidet dann entsprechend chronische, subakute und akute Stressoren oder trennt nach Belastungserfahrung und Stressreaktion. Als Belastungserfahrung wird jene Reaktion bezeichnet, bei der Bedro-

---

19 vgl. Schwarz/ Chur, 1996, S. 17 f.
20 vgl. Schwarz/ Chur, 1996, S. 30
21 vgl. Veith, 2005, S. 33
22 Siegrist, 2005, S. 79
23 Siegrist, 2005, S. 79
24 vgl. Siegrist, 2005, S. 79

hungen und Herausforderungen unter Beteiligung des kognitiv–apperzeptiven Systems bewusst wahrgenommen werden und auch als solche interpretiert werden. Unter Stressreaktion wird die „neuronale, neuroendokrine und neuroimmunvermittelte Aktivierung" verstanden, mit der der Organismus auf einen erlebten Stressor reagiert. Die Stressreaktion kann unabhängig von bewusster Wahrnehmung erfolgen, meist besteht aber eine Wechselbeziehung zwischen beiden Verläufen.[25]

Kampf, Flucht oder Resignation sind Verhaltensmuster, die der Bewältigung der Zustände dienen, wobei das aktive Handeln von Aggressionen begleitet werden kann, das ausweichende Fluchtverhalten von Angstgefühlen und das Aufgeben von Hilf- und Hoffnungslosigkeit.[26]

Stressemotionen und Bewältigungsreaktionen setzen zeitgleich ein und bewirken physiologische Veränderungen.[27] Je nach Art, mit den Belastungserfahrungen umzugehen, variiert die sehr komplex ablaufende körperliche Reaktion. So sind u.a. Neurotransmitter, Neuropeptide oder Hormone an stressinduzierten und gegenregulierenden Funktionen beteiligt. Die Geschlechter reagieren auf psychische Stressreaktionen unterschiedlich. Während bei Männern zwei sogenannte klassische Stressachsen aktiviert werden, die die Kampf–Flucht–Reaktion hervorrufen, ist die Ausscheidung von Antistresshormonen wie z.B. Oxytocin bei Frauen deutlich höher.[28]

Nachweislich gibt es Zusammenhänge mit Erkrankungen des Herzens, mit Bluthochdruck, verschiedenen Infektionskrankheiten und auch Krebs. Als erwiesen gilt ebenfalls, dass Symptome wie Migränekopfschmerz, Schlafstörungen, Übelkeit, erhöhte Herzfrequenz oder Schmerzen durch Interventionsmaßnahmen beeinflussbar sind. Zu diesen zählen neben sensorischer Stimulation oder Massage auch Entspannungsübungen, kognitive Interventionen, Fantasiereisen oder Meditationen,[29] wobei die letzteren als sprachbasiert einzuschätzen sind.

2.1.3 Venöse Blutentnahme

Die venöse Blutentnahme wird als diagnostische Maßnahme routinemäßig durchgeführt und gehört prinzipiell zu den ärztlichen Tätigkeiten. „Die Zusammensetzung des Blutes

[25] vgl. Siegrist, 2005, S. 80
[26] vgl. Siegrist, 2005, S. 80
[27] vgl. Rice/ Lyon, 2005, S. 606
[28] vgl. Siegrist, 2005, S. 205
[29] vgl. Rice/ Lyon, 2005, S. 607

gibt Auskunft über den Gesundheitszustand des Patienten. Deshalb wird bei Routineuntersuchungen und zur Abklärung unklarer Befunde ein so genanntes Blutbild gemacht."[30] Dafür kann Blut aus Kapillaren, aus Arterien oder wie in den meisten Fällen aus Venen, hier in der Regel aus einer Vene in der Ellenbeuge, zwecks Untersuchung entnommen werden. Es können Blutzucker, Blutfette, Mineralstoffe, Enzyme, Hormone oder Antikörper bestimmt werden. Von der Norm abweichende Blutwerte lassen Rückschlüsse auf ein Krankheitsgeschehen im Körper zu. Beispielsweise können so Informationen über Infektionen, Entzündungsherde, Hinweise auf Herzinfarkte oder Schädigungen der Leber gewonnen werden.[31]

Die Maßnahme kann aufgrund rechtlicher Regelungen an entsprechend ausgebildetes Personal, z.B. Schwestern oder Pfleger, delegiert werden.[32] In den niedergelassenen Arztpraxen wird dies aus ökonomischen Gründen bereits so gehandhabt, in Krankenhäusern erfolgt die Blutabnahme weitestgehend noch durch Ärzte. Dabei gibt es wegen unterschiedlicher Traditionen in der Ausbildung für mittleres medizinisches Personal ein Ost–Westgefälle, so standen 2007 60 Prozent an delegierten Blutabnahmen in den neuen Bundesländern 39 Prozent in den Krankenhäusern der alten Bundesländer gegenüber.[33] Rechnet man die Zahlen aus einer Studie zur Blutentnahme von Witzel, K. u.a. hoch, die in einem Krankenhaus mit 700 Betten von 220 Blutabnahmen täglich ausgehen, so werden in den 2064 deutschen Krankenhäusern mit ihren rund 502 750 Betten täglich 157 770 Blutentnahmen durchgeführt.[34] Für die niedergelassenen Praxen konnte kein Zahlenmaterial recherchiert werden.

Für eine Blutabnahme wird einschließlich der Vorbereitungszeit eine Arbeitszeit von vier Minuten angenommen.[35] Da die Maßnahme der Erstellung einer Diagnose oder der Beobachtung des Krankheitsverlaufs dient, befinden sich Patienten deswegen sowie in Erwartung der Punktion in einer unsicheren oder auch ängstlichen Lage.[36] Zu den Aufgaben von Pflegekräften gehört es, die Patienten bei der Bewältigung dieser Stress-Situation zu unterstützen (vgl. hierzu Abschnitt 2.3.3.4), wofür die benötigte Arbeitszeit ein Potenzial an entsprechend zu gestaltender Gesprächszeit mit den Patienten darstellt.

---

30 website Gröner, 2013, Bluntuntersuchung
31 vgl. website Gröner, 2013, Blutuntersuchung
32 vgl. website Bundesärztekammer, 2008, persönliche Leistungserbringung
33 vgl. website Witzel, 2007, S. 2495
34 vgl. website Bölt, 2010, S. 114
35 vgl. website Witzel, 2007, S. 2497
36 vgl. Sitzmann, 2004, S. 991

2.2 Zwei Basistheorien

Die Systemtheorie erhebt einen universellen Anspruch und erklärt gesellschaftliche Phänomene auf der Makroebene. Das Prinzip der sprachlichen Relativität nimmt eine andere Perspektive ein, um das Verhältnis von Mensch, Welt, Sprache, Wahrnehmung und Denken zu beschreiben und es fließen Psycho-, Neuro- und kognitionslinguistische Aspekte zusammen. Beiden Erkenntnistheorien ist jedoch gemeinsam, dass sie von einer Wechselbeziehung zwischen Gesellschaft und Sprache ausgehen. Eine Gegenüberstellung (s. S. 29, Tabelle 1) fasst die Argumentationen zu den wichtigsten Begriffen zusammen. Sie macht deutlich, dass sich beide Theorien ergänzen können und nur scheinbar im Widerspruch stehen.

Auf diese Weise lässt sich eine Verbindung zwischen gesellschaftlichen und biologisch–psychischen Prozessen herstellen sowie der Stellenwert linguistischer Erkenntnisse im gesellschaftlichen Kontext erschließen.

2.2.1 Systemtheorie nach Niklas Luhmann

Niklas Luhmann (1927–1998) war Professor der Soziologie an der Universität Bielefeld. Neben vielen anderen Arbeiten beschäftigte er sich mit der Gesellschaftstheorie, seinem Hauptthema. Zwischen 1984 und 1997 entstanden zahlreiche Werke über verschiedene gesellschaftliche Bereiche, die sogenannten Funktionssysteme der Gesellschaft. Grundsätzlich bezog Luhmann traditionelle soziologische Ansätze in seine Theorie ein und verband sie mit modernen wissenschaftlichen Erkenntnissen, u.a. aus der Evolutionstheorie und der Neurophysiologie. Dabei schuf er viele neue Begrifflichkeiten.[37] Luhmann selbst sah sich gleichzeitig als Systemtheoretiker und Konstruktivist.[38]

Mit Hilfe der Systemtheorie lässt sich die Relevanz der Untersuchungsergebnisse in ihren gesellschaftlichen Zusammenhängen skizzieren, denn sie bietet Erklärungsansätze für komplexe gesellschaftliche Prozesse. An dieser Stelle können nur die für die Untersuchung wesentlichsten Gesichtspunkte dargestellt werden.

---

[37] vgl. website Baecker, 1998, S. 11

[38] vgl. Berghaus, 2004, S. 30

2.2.1.1 Grundlagen

In seiner Theorie sozialer Systeme geht Luhmann von einer Einteilung in biologische, psychische und soziale Systeme aus. Er tätigt die Annahme, dass Systeme autopoietisch geschlossen operieren, dabei aber umweltoffen sind.[39]

Als System gelten Elemente, die relational in Beziehung stehen und bestimmte Strukturen aufbauen, wodurch sie sich als Ganzes von etwas Anderem, der Systemumwelt, unterscheiden. Umwelt meint in dieser Bedeutung alles, was nicht dem System angehört, so auch alle anderen Systeme.[40]

Unter autopoietischer Geschlossenheit ist zu verstehen, dass die Elemente eines Systems bei systemspezifisch gültigen Operationsregeln selbstreferentiell, also unbeeinflusst von der Umwelt, eigene Elemente reproduzieren.[41] Auf diese Weise entwickelt sich eine strukturelle Komplexität, die nicht mehr nur auf den Eigenschaften der zugehörigen Elemente basiert, sondern darüber hinausgeht, d.h. emergent ist.[42]

Systeme entstanden durch Co–Evolution. Das bedeutet, dass sie durch eine sogenannte „strukturelle Kopplung" miteinander verbunden sind und ein System nicht ohne das andere existieren kann. Sie haben sich am „Sinn" ausdifferenziert, er ist das Bindeglied. Unter Sinn ist die Differenz von Aktuellem und Möglichem zu verstehen, „ein laufendes Aktualisieren von Möglichkeiten."[43] Durch Sinn wird als aktuelles Selektionsereignis Information erzeugt. So kann für ein späteres Ereignis wieder ein Unterschied entstehen. Jede sinnhafte Operation umfasst gleichzeitig eine Unterscheidung und eine Bezeichnung. „Indem etwas aktuell bezeichnet wird, gewinnt es durch seine Auswahl und Unterscheidung Sinn."[44]

Differenzierungsprozesse, die zwecks Reduktion von Komplexität einsetzen, führen zu neuen Grenzziehungen innerhalb eines Systems oder gegenüber anderen Systemen. So entstehen z.B. die Teilsysteme der Gesellschaft, synonym Funktionssysteme.[45]

Als ausdifferenzierte gesellschaftliche Funktionssysteme gelten beispielsweise das Bildungssystem, das Mediensystem sowie auch das Gesundheitssystem.

---

39 vgl. Luhmann, 1984, S. 60
40 vgl. Luhmann, 1984, S. 25 f.
41 vgl. Krallmann/ Ziemann, 2001, S. 312
42 vgl. website Gerth, 2013, Glossar
43 Krallmann/ Ziemann, 2001, S. 316
44 Krallmann/ Ziemann, 2001, S. 317
45 vgl. website Gerth, 2013, Glossar

Soziale Systeme eigener Art stellen neben den Organisationssystemen auch die Interaktionssysteme dar, „die sich unter Bedingungen der räumlichen Anwesenheit körpergebundener psychischer Systeme, die an Kommunikationen partizipieren, aktualisieren".[46] Systeme existieren also in einer Umwelt und konstituieren sich gerade wegen der Unterschiede zu dieser, d.h. Selbstreferenzialität ist nicht ohne Fremdreferenzialität möglich. Darüber hinaus können Systeme manifest oder operativ strukturell gekoppelt existieren.[47]

Die Elementaroperation aller sozialen Systeme ist die Kommunikation, die als

> „ein selbstreferenzieller Prozess zu begreifen [ist, GR], der seine selektiven Komponenten von Information, Mitteilung und Verstehen selbst hervorbringt, synthetisiert und reproduziert. [...] Nur Kommunikation kann kommunizieren!"[48]

Luhmann schließt damit das Subjekt als Ursache von Kommunikation aus, aber durch strukturelle Kopplung ist das Bewusstsein an Kommunikation beteiligt, wobei Kommunikationssysteme sich ausschließlich durch Bewusstseinssysteme reizen lassen.[49] Für die strukturelle Kopplung zwischen Bewusstsein und Kommunikation ist Sprache erforderlich. Dadurch wird eine Automatisierung der Kopplung erreicht.[50] Dies bedeutet, dass Sprache und Schrift als sogenannte „Medien symbolisch generalisierter Zeichen" von sozialen und psychischen Systemen benutzt werden, um eigene Operationen zu strukturieren. Sie machen Kommunikation, also letztlich das Verstehen, wahrscheinlicher.[51]

Derlei sogenannte Steuerungsmedien sind codierte Strukturen, die binäre Schematismen von Werten darstellen, durch die sich Funktionssysteme ausdifferenzieren. Sie ermöglichen die Orientierung des Handelns in kommunikativen Situationen[52] und „sichern die Autonomie der Funktionssysteme, indem sie Unterscheidungen fixieren, für die es in der Umwelt des jeweiligen Systems kein Äquivalent gibt [...]."[53] Durch einen Code wird die operative Schließung eines Systems bewirkt.[54] Codes sind beispielsweise für das Erziehungssystem *gut/schlecht*, für das Wissenschaftssystem *wahr/falsch*, für das

[46] Krause, 2005, S. 55
[47] vgl. website Gerth, 2013, Glossar
[48] Krallmann/ Ziemann, 2001, S. 310
[49] vgl. Feilke/ Schmidt, 1995, S. 273 f.
[50] vgl. Feilke/ Schmidt, 1995, S. 274
[51] vgl. website Gerth, 2013, Glossar
[52] vgl. Krallmann/ Ziemann, 2001, S. 339
[53] Luhmann, 2005a, S. 7
[54] vgl. website Gerth, 2013, Glossar

Wirtschaftssystem *zahlen/nicht zahlen*[55] oder für das Gesundheitssystem *gesund/ krank.*[56]

2.2.1.2 Mensch und Sprache

Eine entscheidende Rolle in Luhmanns Theorie spielt die Kommunikation, denn „alle Gesellschaften, Organisationen und Interaktionen sind soziale Systeme, weil und nur weil sie aus Kommunikation bestehen."[57] Kommunikation versteht er als Einheit von Mitteilung, Information und Verstehen, die stets von Alter zu Ego verläuft. Mit Alter und Ego werden zwei soziale Positionen einer Person während der Kommunikation bezeichnet. Das Ego einer Person erlebt die Kommunikation über eine aufgenommene Information, während Alter durch Kommunikation handelt, indem es mitteilt.

Personen haben im Prozess der Kommunikation innerhalb sozialer Systeme Namen, sind ansprechbar und verpflichtungsfähig. Sie bestehen aus dem menschlichen Bewusstein als einem psychischen System sowie dem menschlichen Körper als einem lebenden System.[58] Während die Operationen psychischer Systeme die Gedanken sind, produzieren oder reproduzieren lebende Systeme Zellen, Organe bzw. Organismen.[59] Beide Systeme sind strukturell gekoppelt.

Kommunikation meint in keinem Fall das Handeln durch den Menschen. Es geht nicht um Beziehungen zwischen Menschen im herkömmlichen Sinn oder um Informationsübertragung zwischen Menschen, sondern Kommunikation ist als Operation zu sehen, in der soziale Systeme entstehen. Sie kann jeweils nur an Kommunikation anschließen, wobei das grundlegende Kommunikationsmedium die Sprache ist. Nach Luhmann fiel die Entstehung der Sprache mit dem Beginn der Gesellschaft zusammen. Es differenzierten sich dann in parallelem Verlauf zueinander Schrift, Buchdruck, elektronische Medien und Massenmedien bzw. primitive, orale Gesellschaften, schriftkundige Hochkulturen bis hin zu den derzeitigen Weltkulturen aus.[60]

---

55 vgl. Krallmann/ Ziemann, 2001, S. 340
56 vgl. Siegrist, 2005, S. 39
57 Berghaus, 2004, S. 62
58 vgl. website Gerth, 2013, Glossar
59 vgl. website Gerth, 2013, Glossar
60 vgl. Berghaus, 2004, S. 124

Mittels Sprache oder Schrift werden, wie oben beschrieben, die Operationen in den psychischen und sozialen Systemen strukturiert.[61] Beide Systeme operieren getrennt voneinander, benötigen aber als strukturelle Kopplung das Medium Sprache, d.h. „[...] Sprache bietet eine strukturelle Kopplung zwischen Bewusstsein und Kommunikation."[62] Sie stellt kein eigenes System dar, denn sie hat keine eigene Operationsweise und „muss entweder als Denken oder als Kommunizieren vollzogen werden."[63]

2.2.1.3 Die zweite Realität

Luhmann unterscheidet zwischen der realen Realität und der Realität, die durch Sprache geschaffen wird. Während die traditionelle Sprachauffassung die Dinge bzw. die Welt in der Sprache repräsentiert sieht, setzt Luhmann einen anderen Fokus. Er stellt die bestehende Differenz zwischen der realen Welt und den dafür existierenden Bezeichnungen in den Mittelpunkt.[64] Die sprachliche Realität entsteht nicht einfach durch die Abbildung der Welt im Medium Sprache, sondern durch sprachlichen Umgang entsteht die Ordnung der Welt. „Zuerst werden sprachliche ‚Identitäten' konstituiert, die dann an die reale Realität herangetragen werden."[65] Die Unabhängigkeit von realer und sprachlicher Realität wird besonders dadurch deutlich, dass über etwas gesprochen werden kann, was real nicht existiert.[66]

Damit verändern sich auch die Beziehungen zu Raum und Zeit, denn „in der bloßen Wahrnehmung ist alles an Gleichzeitigkeit und Gleichräumigkeit gebunden. Anders bei Sprache."[67] So kann durch Sprache die verständliche Kommunikation unendlich ausgeweitet werden und beliebige Ereignisse können als Information erscheinen. Für die Ausdifferenzierung der Gesellschaft ist es von großer Bedeutung, dass auf diese Weise ständig Neues in die Welt kommt, anderes dagegen vergessen wird, indem es nicht gesagt wird.[68]

Ein weiteres Merkmal der sprachlichen Realität ist die doppelte Aussagemöglichkeit, d.h., dass jede Aussage in einer Ja- oder Nein-Version getätigt werden kann, Sprache

---

61 vgl. website Gerth, 2013, Glossar
62 Berghaus, 2004, S. 125
63 Berghaus, 2004, S. 126
64 vgl. Berghaus, 2004, S. 133
65 Berghaus, 2004, S. 134
66 vgl. Berghaus, 2004, S. 134
67 Berghaus, 2004, S. 135
68 vgl. Berghaus, 2004, S. 136

enthält beide Varianten. Damit kann auch für die Sprache ein binärer Code festgestellt werden, der zur Selektion zwingt.[69] Hieraus lässt sich schließen, dass alles Gesagte richtig oder falsch sein kann, weil es durch diese Wahloption möglich wird, „etwas zu bestätigen, was real gar nicht existiert bzw. etwas zu negieren, was real existiert.“[70]
Dies könnte irrtümlich erfolgen oder aus Gründen bewusster Täuschung. Somit enthält die Sprache die Anlage zu Irritation und Lüge, gleichzeitig damit verbunden aber auch zu Interpretation.

> „Wenn sich alles bejahen und verneinen lässt, kann alles richtig oder falsch sein. Damit enthält die Sprache die Anlage zu Interpretation, Risiko, Widerspruch, Zweifel, Verdacht, Irritation, Leugnen und Lügen sowie zur Kultivierung von Versuchen, Wahrheit herauszufinden, zu beweisen bzw. zu widerlegen – Motor für Kommunikation und Anschlusskommunikation.“[71]

Anhand der Schriftsprache wird die Differenz zwischen sprachlichen Zeichen und außersprachlicher Realität noch deutlicher sichtbar. Mit dem Auftreten der Schrift entstand eine neue Dimension der sprachlichen Realität. Die Schrift diente zunächst nichtkommunikativen Zwecken, gilt jedoch heute in der Kommunikation als erstes Verbreitungsmedium. Sie bewirkte wesentliche gesellschaftliche Veränderungen im Vergleich zur oralen Gesellschaft. Der Empfängerkreis, der mit einer einzelnen Kommunikation erreicht werden kann, ist umfangreicher und es erweitern sich räumliche und zeitliche Grenzen. Dadurch wird mehr Anschlusskommunikation stimuliert.[72] Dies hat so weitreichende Folgen, dass es dadurch zu einer „grundlegenden Neustrukturierung des Gesellschaftssystems“[73], zu einer Neuordnung von Zeit und Kultur kommt.[74]
In Bezug auf die sprachliche Realität verstärken sich nicht nur alle Merkmale deutlich, die die Differenz zwischen sprachlicher und realer Realität kennzeichnen,[75] sondern durch die Schrift differenziert sich diese noch weiter aus, sodass neue Realitätsebenen entstehen: die mündliche und die schriftliche Wahrnehmungsform der Sprache.[76] Die Realitätskonstruktion wird durch die schriftliche Ausprägung der Sprache forciert, Schrift schafft sozusagen Fakten und die Flüchtigkeit des Wortes wird aufgehoben.[77]
Indem der Akt der Mitteilung und der des Verstehens bei Verwendung der Schrift auseinanderfallen, wird die Kommunikation desynchronisiert. Dadurch ist in der Kom-

---

69 vgl. Berghaus, 2004, S. 136
70 Berghaus, 2004, S. 138
71 Berghaus, 2004, S. 139
72 vgl. Berghaus, 2004, S. 141 f.
73 Berghaus, 2004, S. 139
74 vgl. Berghaus, 2004, S. 143
75 vgl. Berghaus, 2004, S. 145
76 vgl. Berghaus, 2004, S. 150 f.
77 vgl. Berghaus, 2004, S. 152

munikation die Vergangenheit stets präsent, beliebige Zeitdistanzen können überbrückt werden.[78] Dies hat zum einen direkte Auswirkungen auf die Sprache, weil Vergangenheit, Gegenwart und Zukunft zu kennzeichnen sind, zum anderen auf das kulturelle Gedächtnis einer Gesellschaft. Je nachdem, was für aufschreibenswert gehalten wird, sind „Erinnern und Vergessen [...] jetzt durch bewusste Entscheidungen steuerbar."[79]
Luhmann beschäftigt sich mit den fundamentalen gesellschaftlichen Veränderungen, die sich durch veränderte Bedingungen der Kommunikation ergeben, beginnend mit der Erfindung des Buchdrucks bis hin zu den modernen Massenmedien, mit deren Entstehung sich das gesellschaftliche Funktionssystem „Mediensystem" ausdifferenziert,[80] und dem Auftreten der elektronischen Medien, die erneut einen gesellschaftlichen Sprung auslösen.[81]
Da nach Luhmanns Auffassung Kommunikation die Gesellschaft konstituiert und Sprache das Medium der Kommunikation darstellt, wird hier die Bedeutung der Rolle der Sprache bzw. Sprachen für alle gesellschaftlichen Entwicklungen ersichtlich.

2.2.1.4 Das medizinische System

Im Sinne der Theorie Luhmanns ist das System der Krankenbehandlung ein autonomes Funktionssystem der Gesellschaft. Dabei ist es in vielen Fällen strukturell an andere Systeme gekoppelt, z.B. an das Finanzsystem oder das Rechtssystem. Es hat sich am binären Code *krank/gesund* ausdifferenziert.[82] „Nur die Unterscheidung von krank und gesund definiert den spezifischen Kommunikationsbereich des Arztes und seiner Patienten [...]."[83] Im Vergleich zu anderen Systemen sind jedoch die Werte entgegengesetzt, d.h. *krank* ist der Positivwert, der die Anschlussfähigkeit der Operationen herstellt, was bedeutet, dass nur Krankheiten für den Arzt instruktiv sind.[84] Das System der Medizin ist eines „des Umgangs mit Krankheit und nicht System der Herstellung von Gesundheit"[85]. Innerhalb des Systems laufen die Operationen nur vor dem Hintergrund der

---

78 vgl. Berghaus, 2004, S. 153
79 Berghaus, 2004, S. 155
80 vgl. Berghaus, 2004, S. 187 f.
81 vgl. Berghaus, 2004, S. 175 ff.
82 vgl. Luhmann, 2005b, S. 177 ff.
83 Luhmann, 2005b, S. 179
84 vgl. Luhmann, 2005b, S. 179
85 Luhmann, 2005b, S. 182

Codierung *krank/gesund* und bringen auf diese Weise ihre Programme wie beispielsweise das Erstellen von Krankheitsbildern oder Heilrezepten hervor.[86]
Luhmann räumt ein, dass „Krankheiten an organisch individualisierten Körpern anfallen“[87] und dass Patienten psychisch und emotional selbst im System involviert sein können. Er betont, dass die Konstruktion der Krankheit, damit meint er Diagnose, Behandlung, Auskunft und Beratung, die Angelegenheit der Medizin ist.[88]

2.2.2 Prinzip der sprachlichen Relativität

Der Begriff des *Sprachlichen Relativitätsprinzips* wurde durch Benjamin Lee Whorf (1897–1941) geprägt. Sein Ansatz war, dass sich mit der Entwicklung bzw. dem Gebrauch von Einzelsprachen eine bestimmte Sicht auf die Welt und ihre Realität verbindet. Die menschliche Erkenntnis kann sich danach nur „in Relation zu den semantischen und strukturellen Möglichkeiten natürlicher Sprachen vollziehen.“[89] In der heute eher vertretenen gemäßigten Richtung der Theorie wird von einer wechselseitigen Beeinflussung von Sprache und Denken, nicht mehr von der Determination des Denkens durch die Sprache, ausgegangen.[90]
Das Prinzip der sprachlichen Relativität

> „besagt, dass jene Sprache(n), die ein Individuum als Teil einer Sprachgemeinschaft erworben und gelernt hat, die Art und Weise mitbeeinflussen, wie die Welt von diesem Individuum als Wirklichkeit interpretiert wird; dieser Einfluss kann allerdings reflektierend aufgehoben werden.“[91]

Diese Zusammenfassung verweist auf die Grundbegriffe Mensch, Welt, Sprache, Wahrnehmung und Denken des Prinzips in ihren Zusammenhängen.[92] Mittels Sprache werden die Erscheinungen der Welt gegliedert, sodass Denkweisen letztlich durch die jeweilige Sprache mitbestimmt werden.[93]
Bereits 1940 bemerkte Whorf in einem Aufsatz in Anlehnung an die Relativitätstheorie von Albert Einstein, dass gleiche physikalische Sachverhalte die Beobachter nicht zu

---
86 vgl. Luhmann, 2005b, S. 182
87 Luhmann, 2005b, S. 184
88 vgl. Luhmann, 2005b, S. 187
89 Bußmann, 2008, S. 599
90 vgl. Bußmann, 2008, S. 600
91 Werlen, 2002, S. 28
92 vgl. Werlen, 2002, S. 3
93 vgl. Lehmann, 1998, S. 13

einem gleichen Weltbild führen, jedoch ist eine Annäherung bei ähnlichen linguistischen Hintergründen wahrscheinlicher.[94]

Der Relativismus geht also davon aus, dass das Weltbild eines Individuums von seiner Sprache mitbestimmt wird, wobei alle Sprachen als gleichwertig gelten. Dies bedeutet, dass es keine privilegierte Sichtweise gibt, alle Beschreibungen gleich wahr und alle Wertsysteme in gleicher Weise gültig sind.[95]

Durch die Sprachfähigkeit des Menschen wird eine Tradierung des Wissens und somit die Entwicklung menschlicher Kultur möglich. Ein weiterer Schwerpunkt in der sprachlichen Relativitätstheorie ergibt sich durch die Verschiedenheit von Gesellschaften und Kulturen. Je nach Ideologie einer Gesellschaft wird die Gemeinschaft oder das Individuum betont, was sich auf die Sozialisation und so auch auf den Sprachgebrauch auswirkt.[96]

Individuen erfahren die Welt mittels sinnlicher Wahrnehmung. Durch die Beschränkung der menschlichen Sinne kann nur das entsprechend Wahrgenommene abgebildet werden. Die Wahrnehmung eines Individuums wird außerdem von seinen Erfahrungen, seinem Wissen und seinen Erwartungen gesteuert, selbst die Wahrnehmung von Sprachlauten ist durch die Muttersprache vorgeprägt.[97] Die soziale Welt beeinflusst also die Wahrnehmung von der Welt mit. Die Wahrnehmung wird weiterhin geprägt durch konstruierte Kategorien, also Konzepte, die Informationen über Klassen von Gegenständen repräsentieren.[98]

Natürliche Sprachen erfordern nicht nur eine biologische Grundausstattung, sondern sind auch kulturell geprägt, da Kinder von ihren Eltern oder anderen Bezugspersonen die Sprache erlernen, welche kulturellen Regeln unterliegt.[99] Selbst die Art und Weise des Spracherwerbs hat Auswirkungen auf die erworbenen begrifflichen Inhalte. Die Sprachfähigkeit wird je in den einzelnen, voneinander verschiedenen Sprachen realisiert. Jede Sprache ist dabei an die Sprachgemeinschaft gebunden und stellt gesellschaftlich vermitteltes Wissen dar, nicht das Können von Individuen.[100]

Primär dienen Sprachen der Mitteilung, dem Ausdruck und Appell. Sie haben eine kognitive, ästhetische und metasprachliche Funktion. Alle Funktionen sind in unter-

---

[94] vgl. Werlen, 2002, S. 1
[95] vgl. Werlen, 2002, S. 2
[96] vgl. Werlen, 2002, S. 7
[97] vgl. Werlen, 2002, S. 8
[98] vgl. Werlen, 2002, S. 10 und Schwarz/ Chur, 1996, S. 220
[99] vgl. Werlen, 2002, S. 12
[100] vgl. Werlen, 2002, S. 14

schiedlichem Maß in jedem Sprechakt vorhanden. Wenn Gedanken formuliert werden, werden sie in einen linearen Text umgesetzt. Da die Eigenschaften eines Textes durch die Sprache vorgegeben sind, wird der Inhalt mitgeprägt.[101]

2.2.3 Zur Beziehung beider Theorien

Systemtheorie und Prinzip der sprachlichen Relativität scheinen zunächst unvereinbar zu sein, denn während es beim Prinzip der sprachlichen Relativität vorrangig um die Wahrnehmung einzelner Individuen und den daraus resultierenden Sprachgebrauch geht, erweckt Luhmann mit dem Satz „Nur die Kommunikation kann kommunizieren“[102] den Anschein, Individualität völlig auszuschließen.

Um den Nachweis zu erbringen, dass sich beide Theorien ergänzen, werden sie kurz diskutiert und in einer Tabelle (s. S. 29) gegenübergestellt.

Zuvor soll noch auf den Unterschied beider Theorien in der Verwendung des Begriffes *System* hingewiesen werden. Nach Luhmann ist Sprache selbst kein System, weil sie keine eigene Operationsweise hat.[103] Zwar wurde der binäre Code ja/nein konstatiert, aber von einer autopoietisch geschlossenen Operationsweise kann nicht ausgegangen werden, da keine eigenen Elemente selbstreferenziell produziert oder reproduziert werden.

Bei der sprachwissenschaftlichen Auffassung des Begriffes geht es um die

> „interne Ordnung sprachlicher Elemente (Phoneme, Morpheme, Sätze usw.) untereinander sowie ihren Funktionszusammenhang auf allen Beschreibungsebenen und in Relation zu sozialen, dialektalen u.a. anderen Subsystemen. - Im engeren Sinn wird S. synonym verwendet mit DE SAUSSURES Begriff der Langue [...].“[104]

Sowohl das Prinzip der sprachlichen Relativität, folgend mit PsR abgekürzt, als auch die Systemtheorie, kurz ST, sind viel diskutierte Erkenntnistheorien. Sie haben völlig unterschiedliche Ausgangspunkte. Die ST erhebt den Anspruch der Universalität als Gesellschaftstheorie und hat vor allem das Ziel, Komplexität zu reduzieren. Sie schließt damit quasi das PsR als Untersuchungsgegenstand ein. Aus systemtheoretischer Perspektive wäre das PsR innerhalb des Wissenschaftssystems stattfindende Kommunikation zwischen psychischen Systemen bzw. psychischen und sozialen Systemen, was jeweils zum Systemerhalt beiträgt.

---

[101] vgl. Werlen, 2002, S. 20
[102] Luhmann, 2005c, S. 109
[103] vgl. Berghaus, 2004, S. 126
[104] Bußmann, 2008, S. 662

Das PsR dagegen geht von der Sprache aus, der eine Kategorisierung der Welt implizit ist, und betrachtet die Wechselwirkung zwischen Sprachsystem und Kultur. Im Zentrum steht dabei der Sprachbenutzer als Individuum und als Teil der Sprachgemeinschaft. Aus dieser Perspektive kategorisiert Luhmann mit der ST mittels Sprache Erscheinungen der Welt. Dabei hat die Schaffung neuer Begriffe verfeinerte Wahrnehmungen in der Sprachgemeinschaft zur Folge. So entstehen neue Kategorien und Denkmuster, die eine „veränderte Wirklichkeit" nach sich ziehen.
Anhand der Gegenüberstellung wird deutlich, dass beide Theorien mit ihren verschiedenen Ausgangspunkten andere Herangehensweisen haben, dass sie eigene Begrifflichkeiten verwenden und unterschiedliche Gewichtungen vornehmen. In einem wesentlichen Punkt, der wechselseitigen Beeinflussung von Kultur bzw. Gesellschaft und Sprachentwicklung, stimmen sie jedoch überein. Hieraus erwächst ihr Potenzial zur gegenseitigen Ergänzung. Mit der Systemtheorie als Rahmentheorie, die die Einflüsse der Sprachteilhaber, zwar auf besondere Weise, einschließt, lassen sich bestens gesellschaftliche Strukturen beschreiben sowie Sprachentwicklung und gesellschaftliche Entwicklung als ein wechselseitiger Prozess erklären. Hier greift das Prinzip der sprachlichen Relativität bisher zu kurz, wenngleich es die kulturelle Prägung der Sprache zu Grunde legt. Wo dagegen die Systemtheorie verhältnismäßig allgemein bleibt und lediglich von der strukturellen Kopplung zwischen psychischem und lebendem oder synonym biologischem System gesprochen wird, setzt das Prinzip der sprachlichen Relativität an. Es gehört zu den konzeptuellen Grundlagen der Soziolinguistik, deren Gegenstand die soziale Bedeutung des Sprachsystems und des Sprachgebrauchs ist,[105] und es stellt die Verbindung zu Psycho-, Neuro- und Kognitionslinguistik her.
Die vorliegende Untersuchung betreffend bedeutet dies, dass es möglich wird, die empirischen Ergebnisse im gesellschaftlichen Kontext einzuordnen sowie zu zeigen, dass Charakteristika des Sprachgebrauchs des medizinischen gesellschaftlichen Teilsystems, welches sich wie beschrieben, durch Kommunikation mittels Sprache ausdifferenziert hat, sowohl auf das Sprachsystem als auch die Sprachteilhaber Einfluss haben. Diese verwenden Sprache in Abhängigkeit von ihren Bedürfnissen und Rollenanforderungen, stützen dadurch wiederum das System und erzeugen Möglichkeiten für Anschlusskommunikationen, sodass eine Rückwirkung auf gesellschaftliche Prozesse entsteht.

---

[105] vgl. Dittmar, 1997, S. 21

	Prinzip der sprachlichen Relativität	Systemtheorie
Individuum	- abendländisches Menschenbild, folgt nur bedingt dem Evolutionsgedanken - Prägung durch Erziehung und Lernen möglich - Mensch als Sprachbenutzer, Betonung der Bindung an Sprachgemeinschaft	- Basis: Evolutionsgedanke, Ausgangspunkt biologische Systeme - verwendet Begriffe *Mensch* und *Person* - *Mensch* besteht aus zwei strukturell gekoppelten Systemen: Körper als biologischem und Bewusstsein als psychischem System - *Person* hat in Kommunikation Namen, ist ansprechbar und verpflichtungsfähig, wird unter den sozialen Positionen *Alter* und *Ego* betrachtet
Welt	- Weltbild bildet sich durch Sprache heraus - soziale Welt beeinflusst Wahrnehmung von der Welt - ist in der Sprache repräsentiert	- gliedert sich in Systeme (soziale, biologische, psychische) und deren Umwelt - Ordnung der Welt entsteht durch sprachlichen Umgang - zentral: Differenz zwischen realer Welt und den dafür existierenden Bezeichnungen
Sprache	- steht im Mittelpunkt der Betrachtung - dient der Mitteilung, dem Ausdruck und Appell - beeinflusst Wahrnehmung - erfordert biologische Grundausstattung - ist kulturell geprägt und an Sprachgemeinschaft gebunden, stellt gesellschaftlich vermitteltes Wissen dar - Wechselbeziehung zwischen Sprache als mental gespeichertem Wissen und Sprache im Gebrauch	- Medium der Kommunikation, welche die Elementaroperation aller sozialen Systeme darstellt, d.h. „Sprache konstituiert die Gesellschaft“ - ermöglicht unendliche Ausweitung der Kommunikation - Sprachentstehung fällt mit Entstehung der Gesellschaft zusammen - bietet strukturelle Kopplung zwischen Bewusstsein und Kommunikation - schafft zweite Realität und doppelte Aussagemöglichkeit - Fokus auf Mündlichkeit und Schriftlichkeit: Realitätskonstruktionen stärker durch schriftlichen Sprachgebrauch
Wahrnehmung	- durch Sprache, Vorerfahrungen und Erwartungen des Individuums beeinflusst, d.h. soziale Welt und konstruierte Kategorien sind prägend - Wahrnehmungsverarbeitung verläuft daher kategorial	- an das biologische bzw. lebende System gebunden - strikte Trennung zwischen Kognition und Kommunikation
Denken	- an Sprache gebunden - durch Sprache mitbestimmt	- Operation des psychischen Systems

Tabelle 1: Gegenüberstellung von Systemtheorie und sprachlichem Relativitätsprinzip

2.3 Interdisziplinäre Grundlagen

Im folgenden Abschnitt werden theoretische Hintergründe der Kommunikationssituation beschrieben, in der sich die Partner während einer venösen Blutentnahme befinden.
In den kommunikationswissenschaftlichen Aspekten geht es um Merkmale von zwischenmenschlicher Kommunikation, speziell die der Face-to-Face-Situation. Dabei wird dem Prinzip des Role taking besondere Aufmerksamkeit gewidmet, weil dies die Voraussetzung für empathisches Verhalten ist, welches besonders Pflegekräfte auszeichnen sollte. Zudem knüpft hier die Methode der Datenerhebung der empirischen Untersuchung an. Biologische Grundlage dessen sind Spiegelneurone, spezielle Nervenzellen des Gehirns.
Des Weiteren geht es ansatzweise um den Zusammenhang von Kommunikation in Organisationen und Institutioneller Kommunikation, um die Bedeutung sozialer Rollen und sozialen Status' sowie um die Annahme, dass kommunikatives Handeln normalerweise kooperativ erfolgt. Die darauf basierenden Konversationsmaximen leiten zu den sprachwissenschaftlichen Aspekten über. Hier werden zunächst einige Begriffsbestimmungen vorgenommen und Sprechakte im Allgemeinen erörtert, weil im empirischen Teil ein einzelner Sprechakt erfasst wird, bevor als Schwerpunkt Sprachverarbeitungsprozesse beschrieben werden. Der Bezug zu physiologischen Vorgängen wird dabei klar erkennbar, die Verflechtung von Kognition und Emotionen verweist auf die Konsequenzen im kommunikativen Verlauf, also für Anschlusskommunikationen, und die Ergebnisse aus einer Schmerzstudie liefern das Hauptargument dafür, dass physiologische Prozesse gezielt durch Sprache beeinflussbar sind.
In einem weiteren Punkt dieses Abschnittes werden medizinsoziologische Aspekte erörtert. Es wird um Auffassungen von Gesundheit und Krankheit je in Bezug auf die Gesellschaft, auf das medizinische System und auf betroffene Individuen gehen. Dabei kann anhand eines konkreten Beispiels der Bezug zum oben beschriebenen sprachlichen Relativitätsprinzip hergestellt werden. Die Bedeutung der Diagnosestellung als einer Zuordnung zu *gesund* oder *krank* wird betont, weil sie entscheidend im Sinne der Erhaltung des medizinischen Teilsystems wirkt und weil die venöse Blutentnahme zu den diagnostischen Maßnahmen zählt.
Im Fokus stehen außerdem die Rollen der Hauptakteure des medizinischen Teilsystems wie Arzt, Patient und Pflegekraft, deren spezifische Kommunikation ausführlich beschrieben wird.

2.3.1 Kommunikationswissenschaftliche Aspekte

Die gesellschaftliche Bedeutung von Kommunikation oder auch Kommunikation auf der Makroebene wurde unter Punkt 2.2.1 beschrieben.
Die nachstehende Definition von Kommunikation umfasst auf einer differenzierenderen Stufe die wichtigsten Merkmale der zwischenmenschlichen Kommunikation wie Wechselseitigkeit bzw. Reziprozität, Intentionalität, Symbolhaftigkeit, Intersubjektivität und das übergreifende Ziel der Verständigung.

> „Menschliche Kommunikation ist [...] die wechselseitige, absichtsvolle (intentionale) Verständigung über Sinn mithilfe symbolischer Zeichen, an der mindestens zwei Menschen mit ihrer artspezifischen kognitiven Autonomie, aber auch in ihrer sozialen und kulturellen Bedingtheit beteiligt sind.“[106]

Für die Face-to-face-Kommunikation, einer Kommunikationsform auf der Mikroebene wie sie beispielsweise in der unmittelbaren Situation der Blutentnahme vorliegt, kommt speziell hinzu, dass sich die Partner normalerweise des Symbolsystems der Sprache bedienen. Außerdem erfolgt eine wechselseitige Rollenübernahme (role taking) und die jeweiligen Rezipienten können aus den sprachbegleitenden para- und nonverbalen Signalen Zusatzinformationen über das Gemeinte entnehmen.
Aufgrund des gemeinsamen biologischen Erbes von ähnlich strukturierten kognitiven Systemen sowie einer gemeinsamen Sprachkultur wird die parallele Konstruktion von Realität möglich.[107]

2.3.1.1 Role taking, Empathie und Spiegelneurone

Spiegelneurone stellen die biologische Grundlage für empathisches Verhalten dar, welches als Role taking kommunikationstheoretisch gefasst wird.
Der Begriff des *Role taking* steht im Zusammenhang mit dem symbolischen Interaktionismus nach G. H. Mead, der davon ausging, dass Menschen signifikante Symbole wie z.B. Sprache benutzen, die für die Kommunikationspartner annähernd das Gleiche bedeuten. Dabei kommt es zur Rollenübernahme, d.h. ein Sprecher versetzt sich in die Lage seines Gegenübers und unterstellt, dass der Hörer auf die Äußerung genauso reagieren wird, wie er es selbst in dessen Situation tun würde.[108]

---

[106] Beck, 2007, S. 51
[107] vgl. Beck, 2007, S. 50 f.
[108] vgl. Beck, 2007, S. 30

Diese Perspektivenübernahme ermöglicht es dem Sprecher, sich an den Erwartungen seines Gegenübers zu orientieren und seinen Sprachgebrauch dementsprechend zu gestalten. Der Sprecher ist zugleich selbst Hörer des Gesprochenen, sodass sich gemeinsam bei ihm und seinem Kommunikationspartner Bedeutungen modifizieren, die in vorausgehenden Interaktionen auf gleiche Weise entstanden waren.[109]

„Empathie ist die bewusste Anstrengung, einen anderen Menschen so gut wie irgend möglich zu verstehen. Sie ist die Kunst, Perspektiven wechseln zu können. Sie ist der Versuch, mit den Augen des anderen zu sehen."[110]
Voraussetzung zum „Miterleben wahrgenommener emotionaler Reaktionen anderer Menschen"[111], also zur Empathie, ist die soziale Kognition, die sich im Zusammenhang mit der Sprachentwicklung im Kindesalter herausbildet. Indem Kinder lernen, die Absichten Anderer und deren subjektive Befindlichkeiten zu verstehen und sich selbst aus der Sicht des Gegenübers zu sehen, beginnen sie, ihre Identität auszubilden. Spracherwerb und Perspektivenübernahme befähigen dazu, soziale Normen, Werte und Einstellungen der Bezugspersonen zu übernehmen.[112] Diese Vorbedingungen zu sozialem Handeln werden im Rahmen des lebenslang anhaltenden Prozesses der Sozialisation erworben.[113]
Fünf Qualitäten machen empathisches Verhalten aus: neugierig sein, reflektierend zu beobachten, zuhören können, respektieren können und mitfühlen können.[114] Unter pflegerischem Gesichtspunkt kann das Vertrauen der Patienten in die sie betreuenden Personen wachsen, wenn diese sich empathisch verhalten[115] und auch sprachlich kann Empathie Ausdruck finden.[116]

Die Entdeckung der Spiegelneurone lieferte 1996 den Beleg dafür, dass die kortikalen Areale des Gehirns für visuelle Wahrnehmung und motorische Ausführung gleichzeitig aktiv sind und deshalb nicht getrennt voneinander betrachtet werden dürfen. Das Spiegelzellsystem ist immer aktiv, wenn man andere Personen beobachtet, also auch während Interaktionen, sodass es möglich wird, die Intentionen des Gegenübers zu erken-

---

[109] vgl. Beck, 2007, S. 30 f.
[110] vgl. Geißner/ Kellnhauser, 2004, S. 17
[111] Siegrist, 2005, S. 193
[112] vgl. Siegrist, 2005, S. 192 f.
[113] Siegrist, 2005, S. 190
[114] vgl. Geißner/ Kellnhauser, 2004, S. 16
[115] vgl. Geißner/ Kellnhauser, 2004, S. 16
[116] vgl. Bußmann, 2008, S. 158

nen. Intuitiv wird an der Wahrnehmung und an der Welterfahrung anderer teilgenommen, d.h. durch die Existenz der Spiegelneurone wird Empathie, das Nachvollziehen von Handlungen und Gefühlen von Mitmenschen, erst möglich.[117] Fremdes Handlungsgeschehen wird unmittelbar mit dem eigenen Handlungsrepertoire abgeglichen. Beobachter erleben also symmetrisch mit, was in den Beobachteten vor sich geht. Dabei entsteht Intersubjektivität. Dieser Begriff subsummiert die gemeinsam geteilten Bedeutungen als Basis für gelingende Kommunikation.[118]

> „Erst ihre [gemeint sind Spiegelneurone, GR] Aktivierung ermöglicht das Erkennen fremder Intentionen durch die eigene Aktivierung der motorischen Repräsentation des Ziels und dem damit verbundenen Nacherleben. Das hat nichts mehr mit gemeinsam ausgehandelter Bedeutung innerhalb eines sozialen Symbolisierungsprozesses sowie geteiltem Wissen zu tun, sondern mit willenlos ablaufenden biochemischen Abläufen."[119]

Obwohl der zweite Satz eine über den Rahmen der Untersuchung hinausgehende Diskussion provoziert, wird durch das Zitat auf den Stellenwert, der der physiologischen Seite von Kommunikation beizumessen ist, verwiesen.

Schon Babys ahmen ihre Mütter nach und setzen visuell Wahrgenommenes in Motorisches um. Kleinkinder sind dann bereits in der Lage, fremde Verhaltensweisen so gut zu identifizieren, dass sie ihr Wissen für Täuschungszwecke nutzen können.[120]

Sowohl bei passiv beobachteten Handlungen als auch bei äquivalenten, aktiv ausgeführten Handlungen feuern die Spiegelzellen in gleichem Maße und weisen dieselben hirnelektrischen Aktivitäten auf. Gemeinsam mit anderen neuronalen Netzwerken bewirken die Spiegelzellen automatisch und unbewusst das Nachvollziehen von beobachteten Handlungen, Gefühlen oder Empfindungen. Die Beobachtungen reaktivieren „im Gehirn interne Repräsentationen jener körperlichen Zustände, die mit diesen sozialen Reizen assoziiert sind."[121] Es wird daher angenommen, dass das prärationale Verständnis der inneren Welt anderer Menschen stammesgeschichtlich älter ist als die Bewusstheit für soziale Reize durch den Verstand.[122]

---

[117] vgl. Jacobs, 2011, S 21
[118] vgl. Zaboura, 2009, S. 60 ff.
[119] Zaboura, 2009, S. 62
[120] vgl. Jacobs, 2011, S. 22 f.
[121] Jacobs, 2011, S. 25
[122] vgl. Jacobs, 2011, S. 25

2.3.1.2 Institutionelle Kommunikation

Die Charakterisierung der Kommunikation in medizinischen Einrichtungen muss auf der Mesoebene von Kommunikation unter dem Blickwinkel der Organisationskommunikation vorgenommen werden. Die interpersonelle Kommunikation in Organisationen ist durch ein hohes Maß an formeller gegenüber informeller Kommunikation sowie durch strukturelle und dauerhafte Vorgaben gekennzeichnet und folgt institutionellen Regeln. Wechselseitige Rollenerwartungen sind stark kodifiziert.[123] Es soll an dieser Stelle auf den Unterschied zwischen Organisation und Institution eingegangen werden, da die Begriffe nicht synonym verwendet werden dürfen.

„Organisationen sind [...] soziale Gebilde, die dauerhaft ein Ziel verfolgen und eine formale Struktur aufweisen, mit deren Hilfe die Tätigkeiten der Mitglieder auf das verfolgte Ziel hin ausgerichtet werden sollen.“[124] Organisationen erfüllen spezifische Funktionen und Leistungen für die Gesellschaft. Strukturen und Organisationsziel stehen im Ergebnis von Aushandlungsprozessen. Ebenso entsteht durch die Koordination von Tätigkeiten, durch Vorausplanungen und Rückmeldungen oder auch Problemerörterungen und das Treffen von Entscheidungen ein hohes Aufkommen an Kommunikation nach innen und nach außen. Organisationen sind daher als komplexe Kommunikationsnetzwerke aufzufassen, deren Struktur aus Gruppen besteht, welche über verschiedene Kommunikationsrollen miteinander verbunden sind.[125]

Als Institutionen sind allgemein dauerhafte Regelsysteme zu verstehen, die ein angemessenes oder auch legitimes Handeln für einzelne Rollenträger in bestimmten Handlungssituationen definieren. Institutionen sind damit Strukturen, die das Handeln von Akteuren sowohl begrenzen als auch ermöglichen.[126]

> „Institutionen erbringen Ordnungs-, Orientierungs- und Sinnstiftungsfunktionen, indem sie Komplexität und Unsicherheit reduzieren. Normen, Rollen, Handlungsabläufe (Skripts) müssen nicht in jeder Kommunikationssituation neu ausgehandelt werden, es kann vielmehr auf eingespielte Routinen rückgegriffen werden.“[127]

---

[123] vgl. Beck, 2007, S. 60 f.
[124] Beck, 2007, S. 58
[125] Beck, 2007, S. 58 f.
[126] vgl. Donges, 2013, S. 128
[127] Beck, 2007, S. 85

Somit basiert die Existenz von Institutionen auf Sprache und andererseits prägen Institutionen wesentlich Muster und Strukturen von Sprachen in historischem Wandel.[128] Innerhalb von Institutionen, zu denen beispielsweise auch Krankenhäuser zählen, kommunizieren einerseits Akteure, „die Dienstleistungen erbringen und ein relativ hohes Wissens- und Machtniveau haben" und andererseits „solche, die dies nicht haben und Dienstleistungen in Anspruch nehmen."[129] Zwischen den Vertretern von Institutionen untereinander und mit ihren Klienten bzw. Patienten kommen bestimmte Strategien der Kommunikation zur Anwendung.[130] Typisch für die Kommunikation zwischen Ärzten und Patienten ist vor allem das kommunikative Ungleichgewicht in vielen Kommunikationssituationen. Dabei wird der sonst verwendete Fachwortschatz reduziert und der Berufsjargon, der zwischen dem Personal üblich ist, wird eher nicht gebraucht.[131]

2.3.1.3 Soziale Rollen und sozialer Status

Eine soziale Rolle umfasst alle Verhaltenserwartungen, die dem Inhaber einer sozialen Position, also nicht lediglich einer Person, sondern einer Person vor dem Hintergrund ihrer sozialen Einbindung, entgegengebracht werden.[132] Individuen nehmen stets mehrere Rollen gleichzeitig ein, z.B. durch ihre Geschlechtszugehörigkeit, durch den Familienstand oder die berufliche Position, wobei die Berufsrolle eine vorrangige Bedeutung besitzt.[133] Aufgrund der beständigen Verhaltensanforderungen zwischen Interaktionspartnern[134] entsteht über soziale Rollen die Verbindung der individuellen Person mit der Gesellschaft.[135]

Soziale Rollen werden im Prozess der Sozialisation erworben und verinnerlicht, sodass Individuen sich später meist unbewusst rollenadäquat verhalten. Auf diese Weise erfolgt eine Art gesellschaftlicher Kontrolle über das Verhalten Einzelner. Eine andere Form der Kontrolle sind direkte Sanktionen. Dies sind Reaktionen auf Verletzungen bestimmter Rollenerwartungen, die sowohl positiver als auch negativer Art sein können,[136] denn an Rollen sind Normen gebunden, die das Verhalten und Handeln regeln.

---

128 vgl. Knapp, 2007, S. 326
129 Veith, 2005, S. 89
130 vgl. Veith, 2005, S. 96
131 vgl. Veith, 2005, S. 91
132 vgl. Burkart, 2002, S. 150
133 vgl. Siegrist, 2005, S. 68
134 vgl. Burkart, 2002, S. 151
135 vgl. Siegrist, 2005, S. 58
136 vgl. Burkart, 2002, S. 152

„Vergesellschaftung zwischen Menschen erfolgt über Normierung des sozialen Verhaltens.“[137] Sozialen Normen wie Gesetzen, Verordnungen oder Konventionen sind gleichzeitig Verhaltenserwartungen implizit, die an Rollenträger gerichtet werden. Sie schaffen Vorhersehbarkeit und Orientierungshilfe im Zusammenleben und entlasten von Komplexität und Unsicherheit, ihre steuernde Funktion erzeugt jedoch partielle Unfreiheit.[138] „[...] die sozialen Rollen, die ein Individuum spielt, die sozialen Positionen, die es innehat, sind fundamentaler Bestandteil seiner Realität.“[139]

Der soziale Status entsteht durch eine Bewertung von Positionen, sodass Personenkategorien gebildet werden. Das gesellschaftliche System ist als Statusgefüge zu begreifen, d.h. soziale Ungleichheit ist wegen der Differenzierungen bei Bewertungen unvermeidbar. Weil Menschen in unterschiedlichem Maß über bewertete knappe Güter oder Eigenschaften verfügen, kann daraus Macht (im Sinne der Handlungstheorie nach Max Weber[140]) abgeleitet werden. Zwischen Macht und sozialer Kontrolle besteht eine enge Wechselbeziehung und es wird dadurch eine soziale Ungleichheit, eine Asymmetrie, erzeugt. Außerdem entstehen Herrschaftsstrukturen.[141]
Unter Statuskontrolle ist „die Chance einer Person, einen angestrebten Status einzunehmen und gegebenenfalls gegen Konkurrenz zu verteidigen“[142], zu verstehen. Wird diese bedroht, muss mit gesundheitsgefährdenden Effekten gerechnet werden.[143]

2.3.1.4 Konversationsmaximen

Der Begriff der *Konversationsmaximen* wurde 1975 von Paul Grice eingeführt und bezeichnet „als vernünftig akzeptierte Anforderungen an effektive Kommunikation, deren Verletzung Ursache für das Scheitern von Kommunikation sein kann.“[144] Grice versteht Kommunikation als ganzheitlichen Handlungsprozess und den Gesprächsaustausch dabei als konstitutives Moment, in dem Wünsche und Überzeugungen der

---

137 Siegrist, 2005, S. 40
138 vgl. Siegrist, 2005, S. 40
139 Burkart, 2002, S. 153
140 vgl. Krallmann/ Ziemann, 2001, S. 167
141 vgl. Siegrist, 2005, S. 58 f.
142 Siegrist, 2005, S. 208
143 vgl. Siegrist, 2005, S. 208
144 Bußmann, 2008, S. 373

Gesprächsteilnehmer führend sind.[145] Die jeweiligen Redebeiträge sind wechselseitig voneinander abhängig, funktionieren also kooperativ. Grice legt zugrunde, „dass der Sprecher einer Äußerung kommunikative Absichten hat, die der Hörer auf Grund der Äußerung erkennen kann.“[146] Um eine effektive Kommunikation zu gewährleisten, muss sich der Sprecher während des Gesprächs an bestimmte Prinzipien halten, die der Hörer gleichzeitig unterstellt. Es besteht ansonsten die Gefahr des Scheiterns der Kommunikation, wenn nämlich deren Ziel, gegenseitige Verständigung, verfehlt wird.
Vor diesem Hintergrund postuliert Grice vier Maximen, die auf der Grundannahme des Kooperationsprinzips beruhen. Dabei geht er davon aus, dass Sprecher ihren Redebeitrag so gestalten, dass er dem Zweck oder der Richtung des Gespräches entspricht.

Die darauf aufbauenden Maximen verlangen,

- den Redebeitrag so informativ wie es erforderlich ist, aber nicht informativer als nötig zu gestalten = Maxime der Quantität,
- den Redebeitrag wahr zu vollziehen, d.h. nichts Falsches zu sagen und nichts, für das es keine angemessenen Gründe gibt = Maxime der Qualität,
- den Redebeitrag relevant zu halten, also sich am Thema zu orientieren = Maxime der Relation,
- den Redebeitrag klar und deutlich zu halten, womit Vermeidung von Dunkelheit des Ausdrucks, Mehrdeutigkeit und Weitschweifigkeit sowie das Einhalten der Reihenfolge gemeint ist = Maxime der Modalität.[147]

Die Sprecher unterstellen sich also wechselseitig, dass sie informativ, wahr, relevant und klar miteinander kommunizieren. Die Konversationsmaximen erlauben es, indirekte Sprechakte, konversationelle Implikaturen oder auch Ironie zu identifizieren und zu beschreiben.[148] „Indirekte Sprechakte liegen vor, wenn mit der Äußerung eines Satzes an Stelle bzw. über den Sprechakt hinaus, für den er einen illokutionären Indikator enthält, ein anderer Sprechakt vollzogen wird.“ Unter *Implikatur* erfasst Grice die Differenz zwischen Gesagtem und Gemeintem, vor allem Andeutungen.[149] „Allgemein ist eine Implikatur eine Transformation vom semantischen Gehalt eines Satzes zu seiner Äußerungsbedeutung bzw. Sprecherbedeutung.“[150]

---

145 vgl. Krallmann/ Ziemann, 2001, S. 111
146 Krallmann/ Ziemann, 2001, S. 112
147 vgl. Krallmann/ Ziemann, 2001, S. 113
148 vgl. Bußmann, 2008, S. 374 und Krallmann/ Ziemann, 2001, S. 112 f.
149 Krallmann/ Ziemann, 2001, S. 116
150 Krallmann/ Ziemann, 2001, S. 118

Für adäquate Beschreibungen von Äußerungen sind die Satzbedeutung, d.h. die Bedeutung ohne Berücksichtigung von Kontextinformationen, der semantische Gehalt des Satzes und die Äußerungsbedeutung zu unterscheiden, wobei Kontextinformationen und zusätzliches Hintergrundwissen einbezogen werden.[151]

2.3.2 Sprachwissenschaftliche Aspekte

Sprache ist definiert als ein

> „auf kognitiven Prozessen basierendes, gesellschaftlich bedingtes, historischer Entwicklung unterworfenes Mittel zum Ausdruck bzw. Austausch von Gedanken, Vorstellungen, Erkenntnissen und Informationen sowie zur Fixierung und Tradierung von Erfahrungen und Wissen.“[152]

In der Linguistik geht man von vier Phänomenbereichen der Sprache aus.

> „Sprache ist einmal individueller Besitz, als sprachliche Kompetenz des Sprachteilnehmers; sie wird vom Individuum realisiert als mündliches oder schriftliches Kommunikationsmittel. Sprache ist andererseits kollektiver Besitz einer Sprachgemeinschaft, ein virtuelles System von Normen und Regeln; dieses manifestiert sich in den gesamten mündlichen oder schriftlichen Äußerungsakten der Gemeinschaft.“[153]

Diese Auffassung geht auf Ferdinand de Saussure zurück, der Sprache in Langue, d.h. Sprache als soziales System von Vereinbarungen der Sprachteilnehmer einer Sprachgemeinschaft, in Parole, der Fähigkeit zur Produktion und Rezeption von Sprachlauten und in Langage, dem Aspekt des menschlichen Spracherwerbs und der historischen Sprachentwicklung, unterteilt hat.[154]

Die Wechselbeziehung zwischen Gesellschaft und Sprachentwicklung wurde bereits im Abschnitt 2.2.2 erörtert. Im Folgenden soll auf einige weitere, die Untersuchung unmittelbar berührende, sprachwissenschaftliche Gesichtspunkte eingegangen werden.

2.3.2.1 Varietäten, Register, Sprachnormen

Sprachliche Gegebenheiten, die sich auf gesellschaftliche Bedingungen zurückführen lassen, werden im Rahmen der Soziolinguistik beschrieben.[155] Gegenstand ist die

---

[151] vgl. Krallmann/ Ziemann, 2001, S. 116 f.
[152] Bußmann, 2008, S. 643
[153] Bogdal/ Kaufmann/ Mein, 2008, S. 26
[154] vgl. Bogdal/ Kaufmann/ Mein, 2008, S. 26
[155] vgl. Veith, 2005, S. 1

soziale Bedeutung des Sprachsystems, einschließlich seiner Varietäten, und des Sprachgebrauchs.[156] Eine historisch- natürliche Sprache kann in verschiedenen Varietäten, d.h. Spielarten, die von Sprecher, Umstand, Zeit oder Ort oder auch sozialen Bedingungen abhängig sein können, in Erscheinung treten.[157]

Anhand des traditionellen soziolinguistischen Varietätenmodells nach Löffler lässt sich die Einteilung in Varietäten demonstrieren.[158] Löffler differenziert diese sprachlichen Großbereiche nach der Funktion, der arealen Verteilung, der Sprechergruppe, nach Interaktionstypen, Geschlecht, Alter, dem Medium in geschriebene und gesprochene Sprache und dem persönlichen Sprachgebrauch als Funktiolekte, Dialekte, Soziolekte, Situolekte, Sexolekte und Alterssprachen, Mediolekte und Idiolekte.[159] Alle diese Bereiche überlagern sich, Sprache stellt „ein heterogenes Kontinuum ineinander übergehender Varietäten“[160] dar, was bedeutet, dass in jedem Sprechakt Merkmale aus jedem dieser Bereiche enthalten sind.

Die Summe der sprachlichen Realisierungen eines einzelnen Individuums ist dessen Idiom,[161] woraus folgt, dass sich das Repertoire einer Sprachgemeinschaft aus der Summe aller vorkommenden Idiolekte zusammensetzt. Während Sprache, Dialekt oder Soziolekt kollektive Größen darstellen, sind Idiolekte individuelle Größen. Sie können die Sprachproduktion von Hörern beeinflussen, sodass sie auf diese Weise Auslöser für sprachliche Veränderungen und Gruppenbildungen werden.[162] Wenn Idiolekte innerhalb einer Gruppe deckungsgleich sind, handelt es sich um Soziolekte. „Der Soziolekt verweist auf die soziale Identität und ist stark mit Einstellungen, Stereotypen, Prestige vs. negativer Bewertung verbunden.“[163]

Stellen Sprecher ihre kommunikative Kompetenz unter Beweis und bringen ihre individuellen Bedürfnisse mit gesellschaftlichen Erwartungen in Einklang, passen sie also den Sprachgebrauch an die soziale Situation an, wird ein sprachliches Register gewählt. Register sind durch die Situation, das Interaktionsverhältnis und den Gesprächsgegenstand geprägt.[164]

---

156 vgl. Dittmar, 1997, S. 173
157 vgl. Dittmar, 1997, S. 173
158 Veith, 2005, S. 24
159 vgl. Löffler, 1994, S. 86 f.
160 Dittmar, 1997, S. 62
161 vgl. Veith, 2005, S. 47
162 vgl. Dittmar, 1997, S. 182
163 Dittmar, 1997, S. 10
164 vgl. Dittmar, 1997, S. 11

Eng verbunden damit ist der Begriff des Stils. Stile sind weniger stark an soziale Normen gebunden und ihnen sind sprecherbezogene Hinweise zu entnehmen, während aus Registern sprachgebrauchsbezogene Informationen zu entnehmen sind.[165]

Eine neuere Auffassung begreift Varietäten als dynamisch aufeinander bezogene, mit Situationstypen assoziierte Ausschnitte des sprachlichen Wissens und bezeichnet die dabei situationsgerecht zur Anwendung gebrachten sprachlichen Regeln als Registerkompetenz des Sprechers.[166]

Die Verwendung von sprachlichen Kodes oder Subkodes, Synonyme für Varietäten, unterliegt der sozialen Bewertung und Kontrolle.[167] Orientierung liefern dafür die auf Konventionen beruhenden Normen als den leitenden Grundsätzen menschlichen Handelns, wobei Sprachnormen als Teilbereich der Sozialnormen angesehen werden. Unter Normen im engeren Sinne werden die innerlinguistischen grammatischen und semantischen Regeln gefasst, ein erweiterter Normbegriff bezieht die sozialen Kontexte sprachlichen Handelns ein. Die Einhaltung von Normen wird unter den Aspekten von Angemessenheit und Adäquatheit bewertet. Verstöße können zu Sanktionen führen oder auch objektive Folgen haben, weil die soziale und intellektuelle Kompetenz des Sprachnutzers beurteilt wird.[168]

2.3.2.2 Sprachhandeln und Sprechakte

Im Rahmen der Pragmalinguistik wird innerhalb der Soziolinguistik das sprachliche Handeln untersucht,[169] wobei die individuelle sprachliche Äußerung als Sprechakt bezeichnet wird. Es geht dabei um sprachliches Handeln im Umgang mit der Welt, sprachliches Handeln als intentionaler Akt eines Individuums sowie als Form der sozialen Kommunikation.[170] Mittels sprachlicher Äußerungen werden Handlungsintentionen verwirklicht, ein Adressat gezielt beeinflusst oder ein Zustand in der Welt geschaffen. Die Person des Sprechers ist dabei in die Handlung eingebunden.[171] Kulturell tradierte Handlungsmuster, die sich in sprachlichem Handeln verfestigt haben, ermögli-

---

[165] vgl. Dittmar, 1997, S. 212
[166] vgl. Schmidt/ Herrgen, 2011, S. 50 f u. S. 68
[167] vgl. Dittmar, 1997, S. 21
[168] vgl. Dittmar, 1997, S. 163 f.
[169] vgl. Veith, 2005, S. 5
[170] vgl. Bogdal/ Kaufmann/ Mein, 2008, S. 138
[171] vgl. Bogdal/ Kaufmann/ Mein, 2008, S. 139

chen einerseits sämtliche Formen dieses Handelns, beschränken es zugleich aber auch.[172]

Als kleinste Handlungseinheiten von Gesprächsakten gelten Sprechakte.[173] Die folgende Grafik zeigt die Analyseeinheiten der Sprechakte nach Searl, deren vier Teilhandlungen gleichzeitig miteinander vollzogen werden.

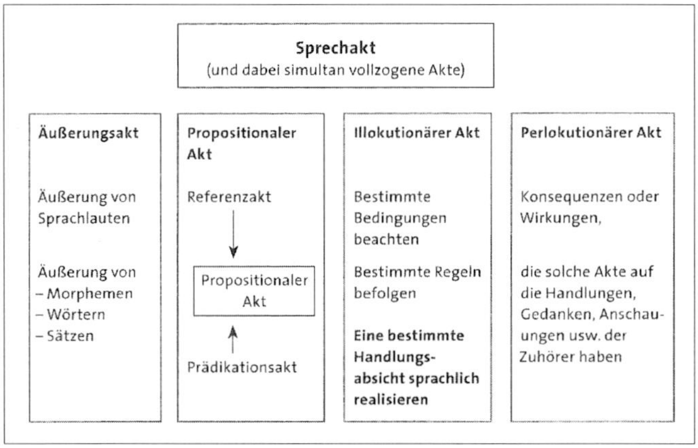

Abb. 1: Teilhandlungen eines Sprechaktes nach Searl[174]

Neben der Äußerung von Sprachlauten betrachtet Searl den Inhalt bzw. Sachverhalt dieser Äußerung im sogenannten propositionalen Akt, der sich zusammensetzt aus dem Referenzakt und dem Prädikationsakt. Mit *Referenzakt* wird der Bezug eines nominalen Ausdrucks auf einen außersprachlichen Referenten bezeichnet. Diesem wird mittels Prädikationsakt eine bestimmte Eigenschaft, eine Handlung oder ein Zustand zugeschrieben. Der illokutionäre Akt erfasst die Handlungsintention einer sprachlichen Äußerung in einem kommunikativen Zusammenhang, z.B. Behauptung, Aufforderung, Frage, Versprechen, Drohung, Warnung, Ratschlag. Der perlokutionäre Akt stellt die Konsequenzen des illokutionären Aktes dar.[175]

Die Faktoren, die eine Sprechsituation konstituieren, lassen sich etwa mit den folgenden W-Fragen zusammenfassen: Wer sagt wem was, warum, wie, wann, wo?[176]

---

172 vgl. Knapp, 2007, S. 326
173 vgl. Bogdal/ Kaufmann/ Mein, 2008, S. 149
174 vgl. Bogdal/ Kaufmann/ Mein, 2008, S. 140
175 vgl. Bogdal/ Kaufmann/ Mein, 2008, S. 141
176 vgl. Schwarz/ Chur, 1996, S. 94

Zentral in der Pragmalinguistik als auch in der Semantik ist die Beschreibung von Deiktika, sprachlichen Ausdrücken, die auf die Kontextsituation verweisen. Man differenziert u.a. nach temporaler (z.B. *heute, morgen, bald, gleich*), personaler (z.B. *ich, du, sie*) und lokaler (z.B. *hier, dort, da, oben, unten*) Deixis. Obwohl die Bedeutung deiktischer Ausdrücke ebenfalls im Lexikon festgelegt ist, ergibt sie sich erst in der jeweiligen Äußerungssituation. Ihrer Benutzung ist die Annahme des Sprechers implizit, dass der Hörer über Informationen aus der Sprechsituation oder seinem Vorwissen verfügt, um die Referenten der Ausdrücke zu erkennen.[177]

Voraussetzungen für die erfolgreiche Produktion und das Verstehen von Sprechakten sind, wie bereits unter 2.1.1 erläutert, die semantische, aber auch die kommunikative Kompetenz der Beteiligten. Letztere erfasst zusätzlich zu den sprachlichen Fähigkeiten noch die Notwendigkeit, „im Einklang mit wechselnden situativen und normativen Bedingungen psychischer, sozialer und linguistischer Natur miteinander zu kommunizieren."[178] Dabei wird Sprechen als symbolvermitteltes Handeln, d.h. als Vorgang der Interaktion, angesehen.[179] Aus der Art und Weise, wie der Sprecher seine Äußerungen konstruiert und einen Sachverhalt darstellt, lässt sich schließen, welche Perspektive er selbst dazu einnimmt und wo sein Interessenschwerpunkt liegt, wobei unterstellt werden kann, dass er dem egozentrischen Prinzip folgt, also das jeweilige Geschehen von der größtmöglichen Ich-Nähe ausgehend in eine Ordnungsstruktur bringt.[180]

Die normalerweise in der linguistischen Gesprächsanalyse vorgenommene Unterscheidung zwischen Sprechakt und Gesprächsschritt findet in dieser Untersuchung keine Beachtung. Beiden gemeinsam ist die kommunikative Funktion, in einem Gesprächsschritt stellt jedoch ein Sprechakt die Basisfunktion dar, zu der sich dann die Gesprächsfunktion mit einer konkreten kontextuellen Bedeutung gesellt. Sie ergibt sich im Zusammenhang mit den Beziehungskonstellationen und den unmittelbar vorangegangenen Gesprächsbeiträgen,[181] welche nicht in die empirische Untersuchung einfließen.

In der Karikatur zur Sprachproduktionsaufgabe des empirischen Teils wird demnach ein einzelner Sprechakt, der der behandelnden Person, erfasst.

---

[177] vgl. Schwarz/ Chur, 1996, S. 95
[178] Bußmann, 2008, S. 348
[179] vgl. Bußmann, 2008, S. 348
[180] vgl. Dürscheid, 2007, S. 189 ff.
[181] vgl. Brinker/ Sager, 2006, S. 68 f.

2.3.2.3 Sprachverarbeitungsprozesse - Ein Überblick

Sprachliche Kommunikation bedingt Informationsverarbeitungsprozesse wie Aufnahme von Information durch Wahrnehmungsprozesse, Speicherung des Wahrgenommenen im Gedächtnis und Abruf von Informationen zwecks Sprachproduktion.[182] Es handelt sich dabei um kognitive Integrationsprozesse zwischen sprachlichen und nichtsprachlichen Bereichen, nicht nur um rein lexikalisches Speichern oder Abrufen.[183]

Im Abschnitt 2.1.1 zum Thema „Verbale Strategien" wurde bereits auf Begriffe wie *Gedächtnis, mentales Lexikon* und *mentale Schemata* und im Abschnitt 2.3.1.1 auf die Bedeutung der Spiegelneurone eingegangen. Ergänzend sollen noch einige weitere Begriffe eingeführt werden.

Als *Begriffe* bzw. *Konzepte* werden mentale Informationseinheiten bezeichnet, die während der Interaktion mit der Umwelt durch Abstraktion und Klassifikation entstehen und als Wissen über die Welt abgespeichert werden. Als *Kategorien* gelten Konzepte, wenn sie Informationen über eine Klasse von Gegenständen repräsentieren und als *Prototypen* werden mentale Repräsentationen von typischen Vertretern einer bestimmten Konzeptkategorie aufgefasst.[184]

Während in der Tradition lediglich von zwei sprachspezifischen Zentren im Großhirn, dem Wernicke-Areal im Temporallappen und dem Broca-Areal im Frontallappen, ausgegangen wurde, ist inzwischen erwiesen, dass sich bei der Sprachverarbeitung weit verteilte Gehirnregionen vernetzen und als sprachrelevant gelten müssen, die sich z.B. in der rechten oder linken Hemisphäre, im Kleinhirn oder in subkortikalen Bereichen wie den Basalganglien oder dem Thalamus befinden.[185] Der Thalamus, der die Signale der einzelnen Sinnesorgane an den Kortex weiterleitet, fungiert als eine Art Schaltzentrale zwischen diesem und dem limbischen System.[186]

Sprachliche Reize werden in der Regel lesend über das visuelle oder hörend über das auditive System wahrgenommen. Ausnahmen bilden die Blindenschrift, die haptisch rezipiert wird oder die Gebärdensprache, deren Wahrnehmung jedoch ebenfalls über den visuellen Kanal verläuft.

---

182 vgl. Rickheit/ Weiss/ Eikmeyer, 2010, S. 15
183 vgl. Zippel, 2009, S. 72
184 vgl. Schwarz/ Chur, 1996, S. 220 ff.
185 vgl. Rickheit/ Weiss/ Eikmeyer, 2010, S. 129
186 vgl. Zippel, 2009, S. 16 und Schrott/ Jacobs, 2011, S. 62

In allen Fällen sind zunächst die entsprechenden Sinnesorgane mit ihren spezifischen Funktionsweisen an der Reizaufnahme und das Nervensystem an der Reizweiterleitung zum Zentralnervensystem beteiligt. Licht- und Schallwellen werden in neurochemische Signale transformiert und in Zwischenschritten in multimodale Symbole wie Buchstaben bzw. Grapheme oder Laute bzw. Phoneme umgewandelt.[187]
Für die Sprachproduktion, im Gegensatz zur Rezeption, ist ein Willensakt notwendig, der wiederum aus Teilakten besteht und über spezielle Kreisläufe im Gehirn gesteuert wird. Zudem werden alle motorischen Aktivitäten, die für die sprachliche Artikulation erforderlich sind, koordiniert.[188] Vor allem sind dabei Kehlkopf- und Rachenmuskulatur, der Muskeltonus der zum Einsatz kommenden Stimmlippen, die Atemluft und die Bewegungen von Lippen- und Zungenmuskulatur abzustimmen. Außerdem erfolgt eine Kontrolle des Gesprochenen über das Gehör. In einer Art Monitoring- Prozess wird das Ausgesprochene erkannt, rezeptiv verarbeitet und abgeglichen, sodass gegebenenfalls Korrekturen vorgenommen werden können. [189] Das bedeutet, dass während dieser komplexen Prozesse die beteiligten Zellen Arbeit leisten, womit auf ihre erhöhte Stoffwechseltätigkeit und den steigenden Energiebedarf verwiesen sei. Ohnehin benötigt das Gehirn etwa 20 bis 25 Prozent des gesamten Energiebedarfs des Körpers, während es nur zwei Prozent der Körpermasse ausmacht.[190] Ein steigender Bedarf an Sauerstoff und Glucose wird durch Anpassung der Hämodynamik, also „dem Zusammenwirken der Faktoren, die auf den intravasalen Blutfluss einwirken“[191], sichergestellt.[192]
Bei fast allen Rechtshändern finden die grundlegenden Sprachfunktionen in der linken Hemisphäre statt und selbst bei Linkshändern sind es über 60 Prozent.[193] Von hier aus erfolgt die Sprachproduktion. Es werden phonologische Unterscheidungen getroffen, es laufen zeitlich- strukturelle Prozesse als Grundlage für morpho- syntaktische Analysen ab und hier liegt auch die Basis für semantische Gedächtnisoperationen. Der linken Hemisphäre wird eine logisch- analytische Funktion bei der Sprachverarbeitung zugeordnet, der rechten eher eine emotional- synthetische. Die rechte Hemisphäre besitzt ein begrenztes mentales Lexikon, spielt aber bei der sozialen Kommunikation eine wichtige Rolle. Sie ist involviert in die Verarbeitung pragmatischer Aspekte bei der Analyse von

---

187 vgl. Schrott/ Jacobs, 2011, S. 36
188 vgl. Zippel, 2009, S. 19
189 vgl. Gerstorfer, 2004, S. 236 und Zippel, 2009, S. 19
190 vgl. Abels, 2013, website Uni Tübingen
191 vgl. Bach, 2004, S. 704
192 vgl. Rickheit/ Weiss/ Eikmeyer, 2010, S. 146 und Zippel, 2009, S. 63
193 vgl. Rickheit/ Weiss/ Eikmeyer, 2010, S. 135

Diskursen, in das Verstehen von Humor und Ironie, in die Verarbeitung figurativer Sprache und prosodischer Merkmale. Als entscheidend für eine effiziente kognitive Verarbeitung wird dabei nicht die Aktivierung der jeweiligen Bereiche, sondern ihr komplexes Zusammenspiel in Abhängigkeit von der jeweiligen Aufgabe angesehen.[194]
Klang- und Schriftbilder von Worten stellen im Prinzip kodierte bzw. etikettierte Erinnerungen dar, die auf diese Weise willkürlich abrufbar sind und im Arbeitsspeicher zur Verfügung stehen können.[195] Erfahrungen konsolidieren sich zu Erinnerungen, indem neuronale Verknüpfungen durch stete Wiederholungen fixiert und Sinneseindrücke konzeptuell integriert werden, d.h. Erfahrungen werden durch spezifische Muster feuernder Neuronen geschaffen und Erinnerung entsteht, wenn diese Muster reaktiviert werden.[196] Während sich wiederholender Erfahrungen, also beim Lernen, wachsen durch die permanente gleichzeitige Anregung von bestimmten Neuronen deren Dendriten und Synapsen als Reaktion auf die Stimuli und die Verbindungen werden ausgebaut. Dagegen werden nicht verstärkte Verbindungen abgebaut. Durch diese Vernetzung kommt es zur Repräsentierung der Umwelt in Schemata bzw. Konzepten und es bilden sich konditionierte Verhaltensweisen heraus.[197] „Um Kategorisierungen herauszubilden, bedarf es demnach der dauernden Reaktivierung neuronaler Verknüpfungen."[198]

Der Erregungszustand eines Individuums beeinflusst die Stärke der Sinneseindrücke, wobei mit Bewusstsein generell ein andauernd vorhandener unterschwelliger Erregungszustand verbunden ist, der seinen Ursprung in instinktiver Fluchtbereitschaft hat.[199] Der Neurotransmitter Acetylcholin, umgangssprachlich auch als Stresshormon bezeichnet, wird bei Erregungszuständen verstärkt ausgeschüttet. Neuronale Verknüpfungen, die sich durch gerade eintreffende Sinnesreize bilden, werden unter seinem Einfluss intensiviert und gleichzeitig werden Nervenbahnen zu weiter entfernten Arealen aktiviert. Speziell sind das die für Assoziationen zuständigen Regionen in den Schläfenlappen, welche Informationen aus den einzelnen Seh- und Hörmodulen verarbeiten, sowie die Verbindung zum Hippokampus, der dieses Reizmuster speichert und Langzeiterinnerungen gewährleistet.

---

194 vgl. Rickheit/ Weiss/ Eikmeyer, 2010, S. 136 f.
195 vgl. Schrott/ Jacobs, 2011, S. 49
196 vgl. Schrott/ Jacobs, 2011, S. 47
197 vgl. Schrott/ Jacobs, 2011, S. 47
198 Schrott/ Jacobs, 2011, S. 47
199 vgl. Schrott/ Jacobs, 2011, S. 68

Der wesentliche Schritt zur Herausbildung von Erfahrungen geschieht dann im Schlaf, der Acetylcholinspiegel sinkt wieder ab und die Nervenbahnen werden wieder frei.[200]
Im Kurzzeitgedächtnis, dem sogenannten Arbeitsspeicher, der sich vor allem im dorsolateralen präfrontalen Kortex befindet, werden die aus unterschiedlichen Gehirnregionen gelieferten Informationen, z.B. zu Objekt, Form, Farbe oder Lage eines Gegenstandes zu einem Ganzen zusammengesetzt und zugleich werden Informationen aus dem Langzeitgedächtnis reaktiviert, die für die jeweilige Situation relevant sind.[201] Das Arbeitsgedächtnis und das Langzeitgedächtnis arbeiten situativ im Takt. Sie erzeugen innerhalb von Hundertstelsekunden Bewusstsein als „erinnerte Gegenwart".[202] Symbolisch verankert werden Worte durch die sensomotorischen Aktivitäten, die im Verlauf des Lernens ihre Rezeption mit der Produktion verbunden haben.[203]

> „Worte sind also nichts als Etiketten für die vom Hippokampus, dem limbischen System und den Assoziationsarealen verarbeiteten Inhalte. Einmal abgerufen, gelangen sie ins Kurzzeitgedächtnis - es re- produziert diese Konzepte, macht sie verschiebbar und ermöglicht dadurch ein analogiebildendes Denken."[204]

Das Erkennen von Wortkategorien setzt bereits 125 ms nach Wortbeginn ein, die syntaktische Zuordnung erfolgt nach 300 ms, die semantische Analyse etwa nach 400 ms. Die Einschätzung grammatikalischer Korrektheit ist nach 600 ms, also nach kaum mehr als einer halben Sekunde, möglich.[205] Beim Lesen ist die Verarbeitungsgeschwindigkeit ähnlich schnell, nach 150 ms werden bereits Buchstabenreihenfolgen analysiert und Wörter gebildet, das Wortverstehen setzt nach 200 bis 600 ms ein.[206]
Das Satzverstehen ist abhängig von der Kapazität des Arbeitsgedächtnisses. So gibt es einen direkten Zusammenhang von konzeptuellem Weltwissen über zeitliche Abfolgen und der neuronalen Verarbeitung, d.h. Sätze, die dem chronologischen Ablauf von Ereignissen entsprechen, werden schneller verarbeitet als sogenannte Befor-Sätze. Hieraus kann geschlossen werden, dass zeitliche Abläufe während der Satzverarbeitung mental simuliert werden, weshalb das Arbeitsgedächtnis unterschiedlich belastet wird.[207]

---

200 vgl. Schrott/ Jacobs, 2011, S. 48
201 vgl. Schrott/ Jacobs, 2011, S. 46
202 vgl. Schrott/ Jacobs, 2011, S. 62
203 vgl. Schrott/ Jacobs, 2011, S. 62
204 Schrott/ Jacobs, 2011, S. 46
205 vgl. Rickheit/ Weiss/ Eikmeyer, 2010, S. 143
206 vgl. Rickheit/ Weiss/ Eikmeyer, 2010, S. 145
207 vgl. Rickheit/ Weiss/ Eikmeyer, 2010, S. 144

Bei der Verarbeitung von Witzen erhöht sich im Vergleich zu normalen Sätzen wegen der Abweichung vom Erwarteten ebenfalls die Verarbeitungszeit.[208] In einem experimentellen Vergleich von semantisch korrekten, semantisch inkorrekten und unwahren Stimuli ergaben sich keine Unterschiede in der kortikalen Reaktion der Probanden bei den semantisch inkorrekten und den unwahren Aussagen. Dies ist ein „Hinweis darauf, dass lexikalisch- semantische Aspekte und übersprachliche Integration von Bedeutung und Weltwissen sowohl zeitlich parallel als auch in den gleichen Hirnarealen stattfinden."[209]

Beim Sprachwahrnehmen und Verstehen sind überdies motorische Areale beteiligt. Die auf Worten basierenden Gedanken sind automatisch mit den motorischen Abläufen für ihre Artikulation verbunden.[210] So werden z.B. bei visueller als auch bei auditorischer Perzeption von Silben wie /ba/ oder /ta/ motorische Areale, die die jeweiligen Lippen- und Zungenbewegungen kontrollieren, mit aktiviert oder auch bei der Beschreibung von Handlungen, Hände oder Füße betreffend, werden die entsprechenden motorischen Areale im Kortex angeregt.[211] Andersherum wird das Sprachzentrum im Broca- Areal aktiviert, wenn man nur daran denkt, eine Bewegung auszuführen, auch ohne davon zu sprechen. Die jeweils wachgerufene Aktivität steht im Zusammenhang mit der Bedeutung, z.B. wird bei der Wahrnehmung aktiver Verben mehr potentielle Motorik produziert als bei passiven Verben.[212] An ein Wort zu denken, heißt also nicht nur den syntaktischen oder grammatikalischen Kontext ins Blickfeld zu nehmen, sondern es bedeutet für das Gehirn ein Reizmuster für die Sensomotorik von Emotionen und Handlungsabläufen, welches durch die Buchstaben, die ein Objekt symbolisch repräsentieren, ausgelöst wird.[213]

Verschiedene Modelle der Sprachverarbeitung versuchen die Repräsentation des konzeptuellen Wissens zu erklären, wobei es noch kein einheitliches allumfassendes Modell gibt. Damasio et al. gehen davon aus, dass nicht Wortkategorien oder Objekte gespeichert werden, sondern die neuronalen Muster, die bei der Perzeption und Verarbeitung entstehen und die bei Bedarf reaktiviert werden.[214]

---

208 vgl. Rickheit/ Weiss/ Eikmeyer, 2010, S. 143

209 Zippel, 2009, S. 72

210 vgl. Schrott/ Jacobs, 2011, S. 65

211 vgl. Rickheit/ Weiss/ Eikmeyer, 2010, S. 141

212 vgl. Schrott/ Jacobs, 2011, S. 65

213 vgl. Schrott/ Jacobs, 2011, S. 64

214 vgl. Rickheit/ Weiss/ Eikmeyer, 2010, S. 163

Das Zwei-Routen-Modell nach Hickok und Poeppel basiert auf der räumlichen Aufteilung von phonologischer und semantischer Analyse auf einer dorsalen und einer ventralen Route, die bei der propositionalen Sprachverarbeitung miteinander interagieren.[215] Pulvermüller et al. vertreten eines der bekanntesten neurobiologischen Sprachmodelle, in dem es um Netzwerkaktivierungen geht. Danach verstärken verteilte, gleichzeitig aktivierte Neuronen ihre Verbindungen miteinander und werden zu einer funktionellen Einheit. Wenn ein Teil des Netzwerkes durch eine kognitive Aufgabe aktiviert wird, wird das gesamte Netzwerk automatisch mit aktiviert. Je nach Wortart sind unterschiedliche Netzwerke betroffen. Dabei ist die semantische Wortverarbeitung eng verknüpft mit motorischen und perzeptuellen Gehirnfunktionen.[216]
In jedem Fall ist das Wahrnehmungsvermögen der Ausdrucksfähigkeit überlegen, sprachliche Schemata rastern die Wirklichkeit gröber als die Sinnesorgane. Die damit verbundene Reduktion der Datenmengen verhindert eine Überlastung des Arbeitsspeichers, was zu Problemen bei der Kommunikation führen würde.[217] Noch ist es aus neurobiologischer Sicht jedoch verhältnismäßig unklar, „wie das Gehirn die parallelen und zeitlich teilweise separierten kognitiven Operationen während der Sprachverarbeitung realisiert und zu einem kohärenten System integriert."[218]

2.3.2.4 Emotionen

Emotionen „spielen eine zentrale Rolle in der menschlichen Existenz, da alle Erfahrungen von Emotionen durchdrungen sind."[219] Sie wirken sich u.a. auf das individuelle Wahrnehmen, Denken und Erleben jedes Menschen aus und spielen eine wichtige Rolle bei Entscheidungen, ohne dass dies immer bewusst wird. Sie stellen ein bio-psycho-soziales Phänomen dar.[220] Im Folgenden werden dazu einige Aspekte beleuchtet, da Emotionen in enger Wechselbeziehung mit Sprachverarbeitungsprozessen stehen und die Aufgabenstellung des empirischen Teils auf den Emotionen eines fiktiven Patienten basiert.

---

[215] vgl. Rickheit/ Weiss/ Eikmeyer, 2010, S. 166 f.
[216] vgl. Rickheit/ Weiss/ Eikmeyer, 2010, S. 168
[217] vgl. Schrott/ Jacobs, 2011, S. 100
[218] Rickheit/ Weiss/ Eikmeyer, 2010, S. 292
[219] Jahr, 2000, S. 1
[220] vgl. Jahr, 2000, S. 1

Bio- psychologische Perspektive

Emotionen sind menschliche Reaktionen auf das Erleben physikalischer Reize, welche mit einer subjektiven Bedeutung versehen wurden. Diese kann sowohl positiv als auch negativ ausfallen, wobei „wichtig ist, dass Emotionen einer Situation, einer Handlung oder einem Objekt Bedeutsamkeit verleihen. Emotionen beziehen sich immer auf ein konkretes Objekt (z.B. Furcht vor etwas, Trauer um etwas, etc.).“[221]

Zu den sechs Basisemotionen, gehören Freude, Trauer, Ärger, Furcht/ Angst, Überraschung und Ekel, die deshalb so bezeichnet werden, weil eine genetische Basis angenommen wird, da sie kulturübergreifend existieren.[222] Des Weiteren gibt es die sogenannten sekundären Emotionen, zu denen die Mischformen sowie diejenigen Emotionen zählen, die auf Lerngeschehen basieren,[223] so geht die Übernahme von sozialen Rollen einher mit dem Erlernen des dazu passenden emotionalen Verhaltens.[224] Komplexe emotionale Reaktionen können z.B. auch von sozialen Stressoren hervorgerufen werden.[225]

Das Konstrukt der Emotion setzt sich zusammen aus der physiologischen, der affektiven, der kognitiven und der Verhaltenskomponente.[226] Am Beispiel der Basisemotion Angst sollen sie näher erläutert werden.

Die Angst[227]

Physiologische Symptome der Angst sind beispielsweise eine höhere Muskelspannung, ein schnellerer Herzschlag, Zittern, Kälteschauer, Schweißausbrüche, Übelkeit oder Harndrang, d.h. die physiologische Komponente beinhaltet neuronale, viszerale, hormonelle und muskuläre Veränderungen. Während die affektive Komponente das subjektive Erleben von Bedrohung und Unruhe umfasst, gehören Sorgen, grüblerische Gedanken und Befürchtungen zur kognitiven Komponente. Der beobachtbare typische Gesichtsausdruck oder auch Flucht- und Vermeidungsreaktionen werden der Verhaltenskomponente zugerechnet. Die Symptome können in Abhängigkeit von der Art der Angst und von individuellen Befindlichkeiten stark variieren.

---

[221] Rothgangel, 2010, S. 79
[222] vgl. Rothgangel, 2010, S. 80
[223] vgl. Rothgangel, 2010, S. 81
[224] vgl. Rothgangel, 2010, S. 80
[225] vgl. Siegrist, 2005, S. 82
[226] vgl. Rothgangel, 2010, S. 79
[227] vgl. Rothgangel, 2010, S. 83 f.

Angst ist eine funktionale Emotion, die gefährliche Situationen zu erkennen hilft. Als Realangst, synonym Furcht, wird eine emotionale Reaktion bezeichnet, die den Umständen angemessen ist, im Gegensatz z.B. zu phobischen Ängsten. Während in den Fachsprachen der Psychologie und Philosophie zwischen Angst und Furcht differenziert wird, ist diese Unterscheidung in der Allgemeinsprache nicht üblich,[228] d.h. die Begriffe werden hier synonym gebraucht.
In Bezug auf die Bewältigung von Angstzuständen werden zwei Verhaltensstile unterschieden. Der Typ des Sensitizers setzt sich bewusst mit seiner Angst auseinander und versucht, mit Hilfe von Informationen die Ursachen seiner Angst zu ergründen. Dagegen unterdrückt der Typ des Repressors möglichst seine Angst und vermeidet alles damit Zusammenhängende.

Bei der Klassifizierung von Emotionen orientiert man sich vorrangig an der Ausdruckskomponente, d.h. an Mimik und Gestik, die der Verhaltenskomponente zuzurechnen ist.[229] Von einem linearen Zusammenhang zwischen den Komponenten kann nicht ausgegangen werden, denn „eine stark ausgeprägte Gefühlsempfindung muss nicht unbedingt mit einer ausgeprägten physiologischen Erregung einhergehen."[230] Je nach Aktivierungsgrad von Sympathikus und Parasympathikus wird ausgehend von Hypothalamus und limbischem System über das sympathische Nervensystem die Abgabe der Stresshormone Adrenalin und Noradrenalin gesteuert, die bei physischer und psychischer Erregung ausgeschüttet werden. Am Erleben und der Verarbeitung von Emotionen sind auf kortikaler Ebene neben dem Frontallappen auch das limbische System mit den Amygdalae und den Hippocampi beteiligt.
Der Begriff der Emotion ist abzugrenzen gegen das Gefühl, welches die subjektive affektive Komponente beschreibt und von mittlerer Dauer und Intensität ist, weiter gegen die Stimmung, die länger anhält und dabei von geringerer Intensität ist sowie gegen den Affekt, unter dem eine kurze, heftige Gefühlswallung zu verstehen ist.[231]

---

228 vgl. Kunkel-Razum/ Scholze-Stubenrecht/ Wermke, 2007, S. 144
229 vgl. Rothgangel, 2010, S. 80
230 Rothgangel, 2010, S. 80
231 vgl. Rothgangel, 2010, S. 80

Linguistische Perspektive

Im Zentrum der kognitionslinguistischen Sichtweise auf Emotionen steht die enge Verflechtung von Kognition und Emotion im Gedächtnis, die prozessuale Wechselwirkung bei der mentalen Verarbeitung von Information.[232] Es werden systematische Beziehungen zwischen Emotionen und Sprachproduktionsprozessen zugrunde gelegt, die nicht kontrollierbar und nicht regulierbar sind.[233] Zu definieren sind Emotionen aus linguistischer Perspektive als

> „[...] mehrdimensionale, intern repräsentierte und subjektiv erfahrbare Syndromkategorien, die sich vom Individuum ichbezogen introspektiv–geistig sowie körperlich registrieren lassen, deren Erfahrungswerte an eine positive oder negative Bewertung gekoppelt sind und die für andere in wahrnehmbaren Ausdrucksvarianten realisiert werden (können).“[234]

Als Gefühle abzugrenzen sind dagegen die subjektiven Bewertungen von introspektiv erfassten Emotionen, d.h. Emotionen werden auf der Ebene der Gefühle individuell erfahrbar. Voraussetzung ist also eine bewusste Repräsentation, der wiederum implizit ist, dass eine Form von Konzeptualisierung stattgefunden haben muss. Gefühle sind demnach „kognitiv beeinflusste emotionale Zustände“ und das Sprechen über Angst oder Freude bedeutet eine Kodifizierung subjektiv empfundener, bewusst erlebter Gefühlszustände.[235] Sinneswahrnehmungen liefern Informationen, die zu Netzwerken kategorisiert und miteinander in Deckung gebracht einen Entwurf für ein Modell der Welt bilden, wobei gleichzeitig ein Abgleich mit zuvor vorgenommenen Kategorisierungen, also Erinnerungen, erfolgt. Erinnerungen basieren auf Inputs des Gehirns, aber auch des Körpers, d.h. auf Signalen von Organfunktionen aus autonomen, homöostatischen Systemen, die beispielsweise Essen, Atmung und Hormonausschüttung kontrollieren. Dem Begriff *autonom* ist implizit, dass die Prozesse unbewusst ablaufen, *homöostatisch* bringt zum Ausdruck, dass auftretende Schwankungen selbstregelnd kompensiert werden. Hinzu kommen Signale von Muskeln, Gelenken und dem Gleichgewichtssinn.[236]

Das Gehirn verbindet erinnerte Emotionen und gerade präsente Gefühle, welche gleichfalls homöostatischen Ursprungs sind, sodass Gefühle letztlich „in der Erinnerung gespeicherte körperliche Verhaltenswerte und Erfahrungszustände“ darstellen.[237]

---

232 vgl. Schwarz- Friesel, 2007, S. 2
233 vgl. Schwarz- Friesel, 2007, S. 126
234 Schwarz- Friesel, 2007, S. 55
235 Schwarz- Friesel, 2007, S. 55
236 vgl. Schrott/ Jacobs, 2011, S. 63
237 Schrott/ Jacobs, 2011, S. 64

Mit Emotionen können bestimmte Aktivitätszustände sowie Handlungs- und Verhaltensmuster einhergehen, sie können die bewusste und unbewusste Aktivität des gesamten menschlichen Organismus betreffen. Der Einfluss emotionaler Zustände auf die Sprachverwendung und Sprachverarbeitung stellt sich in konzeptuellen Repräsentationen dar und wird in sprachlichen Äußerungen widergespiegelt.[238]
Auf der Ausdrucksseite können Emotionen über Realisierungsformen wie

> „den nonverbalen Ausdruck als Mimik und Gestik (Lachen, Weinen, Stirnrunzeln, Kopf hängen lassen etc.), körperliche Zustände, die als Emotionen begleitende oder als reaktive Phänomene auftauchen können (Herzfrequenz, Blutdruck, Schwitzen, Rot- oder Blasswerden, Pupillenerweiterung etc.) [oder, GR] verbale Repräsentationsformen (auf Wort-, Satz- oder Textebene mittels Interjektionen, Gefühlswörter, Exklamativsätze etc.)“ [239]

wahrgenommen werden. In dieser Aufzählung fanden die sprachbegleitenden prosodischen Merkmale keine Berücksichtigung, wobei es für die Zusammenhänge zwischen Emotionen und prosodischem Ausdruck umfangreiche Untersuchungsergebnisse gibt.[240]
Auf der Hörerseite lassen sich emotionale Reaktionen auf einzelne Wörter durch Messungen von peripher- physiologischen Indikatoren wie Pupillengröße, Herzrate oder Hautleitwiderstand belegen, beispielsweise verengen negative Wörter die Pupille, positive erweitern sie.
Nach der Berlin Affective Word List, in der Worte nach quantitativen Dimensionen wie affektive Wertigkeit, Erregungspotenzial oder Vorstellbarkeit bewertet werden, weisen z.B. *Giftgas, Krieg, foltern, zerstören, herzlos, tot* stark negative Gefühlswerte auf, dagegen *Liebe, Freiheit, Paradies, lachen, küssen, freuen, topfit, brillant, grandios* positive.[241] Es ist davon auszugehen, dass nicht nur einzelne Wörter affektive Reaktionen auslösen, sondern umso mehr Phrasen, Sprichwörter, Gedichte oder Geschichten.[242]
Wenn eine Emotion aktiviert und intensiv erlebt wird, hat dies direkten Einfluss auf den konzeptuellen Inhalt, propositionale Aspekte und die prosodische Form sprachlicher Äußerungen, wobei zwischen dem bewussten Sprechen über Gefühlszustände mit emotionsbezeichnenden Ausdrücken und den unbewusst unter emotionalem Einfluss gewählten emotionsausdrückenden Bezeichnungen zu unterscheiden ist.[243]

---

238 vgl. Schwarz- Friesel, 2007, S. 57
239 Schwarz- Friesel, 2007, S. 57
240 vgl. Kehrein, 2002, S. 119 ff.
241 vgl. Schrott/ Jacobs, 2011, S. 68
242 vgl. Schrott/ Jacobs, 2011, S. 70
243 vgl. Schwarz- Friesel, 2007, S. 126 f.

Neben Interjektionen können z.B. auch bestimmte Suffixe, Modalwörter, Kose- oder Schimpfwörter, Konnotationen, die Bestandteil von Bedeutungen sind, oder Perspektivierungen emotionale Einstellungen und mentale Zustände der Sprachproduzenten kodieren.
Wenn die motorische Bereitschaft, die emotionelle Stimmung und die Konzeptionalität des Denkens ausgeglichen sind, entspannt sich wegen dauernder Rückkopplungen der Erregungszustand, der als Bewusstsein erlebt wird, und es entsteht das Gefühl von „Sinn" in einem Kreislauf von Sensation, Perzeption und Aktion, welche Interaktion mit der Welt möglich macht und so erneut Sensation hervorruft.[244]

2.3.2.5 Sprachverarbeitungsprozesse - Relevanz einer Schmerzstudie

Im Rahmen einer Schmerzstudie des Universitätsklinikums Hamburg-Eppendorf wurde ein Hirnareal für „angekündigten Schmerz" entdeckt. Zentrales Ergebnis der Studie ist die Erkenntnis, dass negatives Denken das Schmerzempfinden beeinflusst und der Glaube an Heilung den Gesundheitszustand verbessert. Wissenschaftler untersuchten den sogenannten Nocebo-Effekt, d.h. die Reaktion auf Placebos als Scheinarzneimittel, der sich aus persönlichen Erwartungen an den Genesungsprozess ergibt. In einem Experiment wurde eine Gruppe von Probanden einem kontinuierlichen Schmerzreiz ausgesetzt. Einer Kontrollgruppe wurde jedoch zusätzlich erklärt, dass der Schmerz im Zeitverlauf stark zunehmen würde. Im Ergebnis stieg das Schmerzgefühl in dieser Gruppe tatsächlich deutlich an, während in der ersten Gruppe das Schmerzempfinden wie erwartet wegen der Gewöhnung an den Reiz zurück ging. In einem bildgebenden Verfahren zeigte sich ein spezifisches Gebiet im Gehirn, das Gebiet des Operculum der Inselrinde, dabei besonders aktiv. Die Wissenschaftler konnten so belegen,

> „dass sich bereits eine einmalig gegebene Information auf das Schmerzerleben von mindestens einer Woche auswirkt. [...] So verdeutlichen die Ergebnisse, dass Informationen, die im Laufe der Behandlung bewusst oder unbewusst weiter gegeben werden, den Verlauf und damit die Erfolgsaussichten der Therapie signifikant beeinflussen können."[245]

Betrachtet man die Ergebnisse aus linguistischer Perspektive, ist dies ein weiterer Beleg dafür, dass sprachliche Zeichen ursächlich physiologische Reaktionen auslösen können.

---

244 vgl. Schrott/ Jacobs, 2011, S. 64
245 vgl. website des UKE, 2010, Pressemitteilung

Es wurde demonstriert, dass durch sprachliche Reize eine bestimmte kognitive Aktivierung mitsamt der begleitenden Körperreaktion in Gang gesetzt werden kann. Hieraus lässt sich schließen, dass mittels Sprache nicht nur in körperliche Prozesse eingegriffen wird, sondern dies gezielt gesteuert werden kann. Vorstellbar wird deswegen und aufgrund der Ausführungen des vorhergehenden Abschnittes ein empirischer Nachweis für die Aktivierung positiver Denkmuster, welche sich physiologisch entsprechend günstig auswirken.

2.3.3 Medizinsoziologische Aspekte

Die venöse Blutentnahme erfolgt im Rahmen des medizinischen Funktionssystems und gehört normalerweise in den Tätigkeitsbereich des ärztlichen Personals, darf aber an befähigtes Pflegepersonal delegiert werden, was aus ökonomischen Gründen häufig genutzt wird. Die Maßnahme dient dazu, verschiedene körperliche Parameter zu erheben, um sie mit Normvorgaben vergleichen zu können. Das Ergebnis trägt zu der Entscheidung bei, ob krankhafte Veränderungen vorliegen und weitere Schritte einzuleiten sind. Nähere Erläuterungen dazu wurden unter Punkt 2.1.3 gegeben.
Um die asymmetrische Kommunikationssituation, in der sich die Beteiligten während medizinischer Maßnahmen befinden, zu veranschaulichen, sollen an dieser Stelle die verschiedenen Rollen von Ärzten, Pflegepersonal und Patienten und die damit verbundene Spezifik der Kommunikation erörtert werden. Zuvor wird deshalb näher auf Details des medizinischen Funktionssystems eingegangen, sodass der Zusammenhang zwischen Makro-, Meso- und Mikroprozessen erkennbar wird.
Außerdem soll die Bedeutung der Diagnosestellung beleuchtet werden, die urteilsgleich im Sinne der Systemtheorie den binären Code krank/gesund bedient und durch die Bezeichnung eines Zustandes eine neue Realität konstruiert.

Obwohl sich das Verhältnis zwischen Ärzten und Patienten in den letzten Jahren stark verändert hat, bildet es auch weiterhin das zentrale Element medizinischen Handelns. Traditionell wurde die Rolle des Arztes von Männern eingenommen und war von paternalistischer Fürsorge geprägt.[246]

---

[246] Wiesning, 2008, S. 91

Während man im Jahr 1991 von immerhin knapp einem Drittel weiblicher Mediziner ausging, waren es 2009 bereits etwa 60 Prozent.[247] Auch die Perspektive in der Medizin ist Veränderungen unterworfen. Während traditionell die Pathogenese, also die Risiken des Krankwerdens, in den Fokus genommen wurden, findet immer mehr auch die Salutogenese, also das Gesundsein und Gesundbleiben Beachtung. Damit geht eine vermehrte Aufmerksamkeit für zentralnervöse Steuerungen einher, denn weil übergeordnete Regelkreise anstatt isolierter Funktionen betrachtet werden, müssen kognitive und emotionale Aspekte des menschlichen Erlebens und deren Einbettung in die Umwelten der Individuen einbezogen werden.[248]
Vor allem aber wird das veränderte Selbstverständnis der Patienten in einer modernen Gesellschaft als Grund für die Veränderungen in der Arzt-Patient-Beziehung angesehen. Das wesentliche Charakteristikum dieser Beziehung, die Asymmetrie, bleibt jedoch unverändert.[249]

2.3.3.1 Krankheit und Gesundheit

Krankheit und *Gesundheit* sind nicht nur Zustandsbeschreibungen aus Sicht der wissenschaftlichen Medizin und aus Sicht der Betroffenen, sondern auch wertende, normative Begriffe. Ihnen sind Wertvorstellungen implizit über das, was anzustreben ist, nämlich Gesundheit fördern bzw. wiederherstellen oder Krankheit vermeiden bzw. bekämpfen.[250] Da es keine akzeptierte einheitliche Definition von Gesundheit gibt, wird diese über den Ausschluss von Krankheit bestimmt, d.h. im medizinischen Verständnis ist jemand gesund, der frei von Krankheitssymptomen bzw. -befunden ist.
Krankheit ist definiert als das

> „Vorliegen von Symptomen und/oder Befunden, die als Abweichung von einem physiologischen Gleichgewicht oder einer Regelgröße (Norm) interpretiert werden können und auf definierte Ursachen (innere oder äußere Schädigungen) zurückgeführt werden."[251]

Probleme bei der Zuordnung entstehen durch die häufig nicht exakt zu bestimmenden Abweichungen und den individuell stark differierenden Grenzbereich zwischen normal

[247] vgl. website Meyer-Radtke, 2009
[248] vgl. Siegrist, 2005, S. 19 f.
[249] vgl. Siegrist, 2005, S. 20
[250] vgl. Siegrist, 2005, S. 38
[251] Siegrist, 2005, S. 26

und pathologisch. Deshalb wird ein Kontinuum angenommen, das sich zwischen den zwei Polen „sicher gesund“ und „sicher krank“ erstreckt.[252]

Die soziokulturelle Bewertung von Gesundheit und Krankheit verändert sich im Zeitverlauf und unterliegt der gesellschaftlichen Konstruktion von Wirklichkeit und dem dadurch geschaffenen Selbstverständnis,[253] es besteht also eine Abhängigkeit von sozialen, wirtschaftlichen und kulturellen Faktoren.[254]

Die folgende Grafik ist ein Beispiel für kulturell bedingte unterschiedliche Konzepte von Gesundheit und Krankheit und stellt damit auch ein Beispiel für das oben beschriebene Prinzip der sprachlichen Relativität dar. Der Sprachgebrauch basiert jeweils auf diesen unterschiedlichen Konzepten, d.h. bei Sprachproduktion oder Sprachrezeption würden unterschiedliche semantische Netze aktiviert und somit auch die daran gebundenen emotionalen Prozesse. Im Hinblick auf eine Verständigung im Rahmen kommunikativen Handelns würden diese inkongruenten Konzepte eine Quelle für Missverständnisse darstellen.

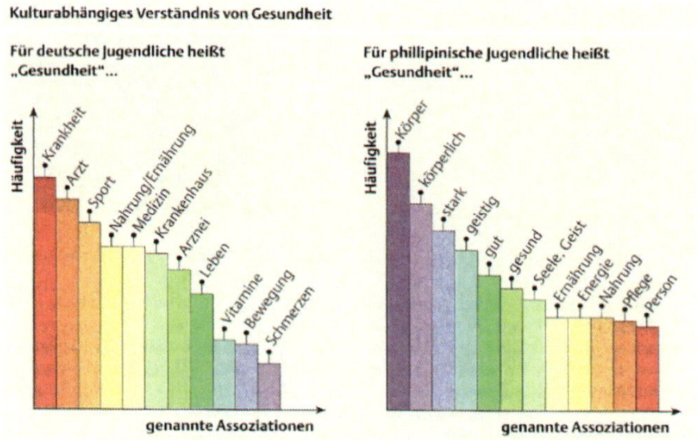

Abb. 2: Vergleich mentaler Konzepte von Gesundheit[255]

Für das Konstrukt gibt es drei Bezugssysteme: das der Gesellschaft, das der Medizin und das der betroffenen Person. „Die gesellschaftliche Wirklichkeit von Gesundheit und Krankheit wird in diesen drei Bezugssystemen produziert und reproduziert, [...].“[256]

---

[252] vgl. Siegrist, 2005, S. 26
[253] vgl. Siegrist, 2005, S. 43
[254] vgl. Siegrist, 2005, S. 31
[255] Heine/ Schewior-Popp, 2004, S. 27
[256] Siegrist, 2005, S. 26

„Krankheit ist ein Phänomen, das die Ärzte und andere Heilberufe zum Handeln veranlasst (Bezugssystem Medizin), ein Phänomen, das Menschen als Leidende betroffen macht (Bezugssystem der Person), schließlich ein Phänomen, das einer gesellschaftlichen Normierung in Form der Krankenrolle bedarf (Bezugssystem der Gesellschaft). In den Konvergenzen und Divergenzen zwischen diesen drei Bezugssystemen äußert sich die Vielgestaltigkeit und Dynamik von Gesundheit und Krankheit."[257]

Im Bezugssystem der Medizin werden die beiden Größen als Erfüllung oder Abweichung von objektivierbaren Normen physiologischer Regulation bzw. organischer Funktion aufgefasst.

Das Bezugssystem der betroffenen Person erfasst die subjektive Empfindung des sich gesund oder krank Fühlens.[258] Die Merkmale der wahrgenommenen Symptome können durch Verdrängung als einem psychischen Abwehrprozess oder durch Nichtwissen beeinflusst werden, die Aufmerksamkeitsschwelle ist von Persönlichkeitseigenschaften abhängig. Soziale Normen oder soziale Zwänge und kulturelle Werte sind Variablen, die die Symptomtoleranz beeinflussen. Beispielsweise ist das Schmerzempfinden bei italienisch oder lateinamerikanisch stämmigen Amerikanern deutlich stärker als bei Einwanderern aus Polen oder Irland. Grund dafür sind soziokulturelle Muster der Bewertung und der verbalen und nonverbalen Äußerung von Schmerzanzeichen, die dem expressiven bzw. dem stoischen Habitus zugrunde liegen.[259] Ein weiteres Beispiel dafür ist die mit der Konjunktur am Arbeitsmarkt korrelierende Bereitschaft, sich krankschreiben zu lassen. In Folge wird durch die persönliche Einschätzung das eigene auf Gesundheit bezogene Verhalten gelenkt, so kann z.B. der Prozess des Hilfesuchens im Erkrankungsfall betroffen sein. Die Entscheidungen fallen zwischen

- Selbstbehandlung
- Hilfesuchen im Laiensystem
- Hilfesuchen im nicht-ärztlichen, professionellen System
- ärztliche Behandlung

Die Stufe der ärztlichen Behandlung stellt eine besondere Situation dar, denn implizit oder explizit wird damit die Krankenrolle übernommen.[260]

Im Bezugssystem der Gesellschaft geht es um den Aspekt der Leistungsminderung bzw. der Notwendigkeit, Hilfe zu gewähren, z.B. durch Krankschreibung, Versicherungsleistungen oder informelle Hilfeleistungen.[261]

---

257 Siegrist, 2005, S. 41
258 vgl. Siegrist, 2005, S. 26
259 vgl. Siegrist, 2005, S. 33 ff.
260 vgl. Siegrist, 2005, S. 36 ff.
261 vgl. Siegrist, 2005, S. 26

Die Erfassung und Klassifizierung der Krankheiten und Störungen ist international geregelt. Die einheitliche Systematisierung ermöglicht die Einordnung von mehreren tausend Krankheiten.[262]

Im Wandel der Gesundheitsvorstellungen änderte sich die moralische Bewertung von Krankheit und Gesundheit. Während in früheren Zeiten Krankheit als persönliches Versagen galt und diesbezüglich mangelnde Willenskraft und Selbstdisziplin unterstellt wurden, liegt heute die Betonung eher auf Gesundheit. Sie wird hoch bewertet, da sie mit Leistungsvermögen und Wohlbefinden gleichgesetzt wird. Dabei wird durch die Medien ein gesellschaftlicher Erwartungsdruck aufgebaut, wodurch wiederum die Gesundheitsindustrie wächst und profitiert. So wie Gesundheitskonzepte variieren, variieren auch die subjektiven Konzepte von Krankheit,[263] wobei auch Bildung eine Rolle spielt. Das Wissensdefizit über bedrohliche Krankheiten variiert schichtspezifisch und soziokulturell.[264]

2.3.3.2 Akteursrollen

Unter Punkt 2.3.1.3 wurden allgemeine Seiten der Rollen- und Statusthematik beschrieben und auf den gesundheitsgefährdenden Verlust von Statuskontrolle eingegangen. Nun sollen speziell die Rollen der Akteure und Klienten des medizinischen Systems umrissen werden, die potenziell in die Situation der venösen Blutentnahme involviert sind, um die starke Asymmetrie der Kommunikationssituation zu belegen.

Zur Arztrolle

Im Ergebnis der Industrialisierungsphase und in Wechselwirkung mit einer zunehmenden Medikalisierung der Gesellschaft differenzierte sich die Arztrolle aus, die Professionalisierung der Ärzteschaft begann Mitte des 19. Jahrhunderts.[265]

---

262 vgl. Siegrist, 2005, S. 28
263 vgl. Siegrist, 2005, S. 33
264 vgl. Siegrist, 2005, S. 254
265 vgl. Siegrist, 2005, S. 226

Die Rolle umfasst ein Bündel sozialer Normen und ist geprägt durch

- Expertenwissen
- Monopol und staatliche Unterstützung
- Eigenkontrolle, die sich sozialer Kontrolle durch Nichtexperten entzieht [aktuell erfolgt eine Verschiebung durch Rankings und Kommentare im Internet, GR]
- berufliche Autonomie
- hohes Sozialprestige
  Ärzte genießen hohes Ansehen, gesellschaftliche Wertschätzung und beziehen ein vergleichsweise hohes Einkommen.
- ärztliche Autonomie
  Diese ergibt sich aus der Möglichkeit der Diagnosestellung und Beurteilung von Erwerbsfähigkeit sowie der Kooperationsbeziehungen zu weiteren Gesundheitsberufen. Hier besteht eine Vormachtstellung des Ärztestandes aufgrund der Kontrolle über medizinische Arbeitsprozesse.[266]

Eine Reihe ärztlicher Aufgaben wird heute bereits delegiert. Dazu gehören das Spritzen, Medikamente verabreichen, Verbände anlegen, diagnostisch-technische Maßnahmen wie Röntgen, Laboruntersuchungen, teils auch Anamneseerhebung oder beratende Gespräche. Der Ärztestand hat jedoch einen Professionalisierungsvorsprung und übernimmt Leitung, Koordination und Kontrolle aller medizinischen Maßnahmen. Als Experten fällen Mediziner diagnostische Urteile und führen Therapien durch.[267]

Während einer erfolgreichen beruflichen Sozialisation der Ärzte werden nicht nur ein umfangreiches Basiswissen und vielfältige Einstellungs- und Handlungsmuster verinnerlicht, sondern auch Motivationen und Affektkontrolle erlernt. Ziel dabei ist es, ein hohes Maß an Professionalismus zu erreichen, das auch wegen der kollegialen Anerkennung und wegen des Berufsprestiges angestrebt wird. Da der Grad der Selbstrekrutierung in der Ärzteschaft hoch ist, wird häufig Berufstypisches bereits in der primären Phase der Sozialisation von den Eltern übernommen.[268]

Ärzte besitzen aufgrund ihrer Kompetenz das Vermögen, Beschwerden und Krankheitsverlauf von Patienten zu beeinflussen und so deren Wohlbefinden zu steuern. Sie befinden sich damit handlungstheoretisch in einer Machtposition.[269] Diese begründet sich in der Befähigung und dem Recht zur Diagnosestellung, im Recht zu operativen Eingriffen sowie in der Befähigung und dem Recht zur Verordnung von Heilmaßnahmen und Medikamenten.[270]

---

266 vgl. Siegrist, 2005, S. 226
267 vgl. Siegrist, 2005, S. 235
268 vgl. Siegrist, 2005, S. 237 ff.
269 vgl. Wiesning, 2008, S. 92
270 vgl. Siegrist, 2005, S. 237

Patienten sind dagegen als Hilfesuchende in einer schwächeren Position. Sie sind wegen ihrer Beschwerden verletzlich, da sie sich nicht im Vollbesitz ihrer körperlichen und/ oder geistigen Kräfte befinden. Zudem ist dadurch oftmals ihre existenzielle Lage betroffen.[271]

Hieraus ergibt sich die soziale Asymmetrie im Verhältnis zwischen Ärzten und Patienten und auf dieser Grundlage findet das kommunikative Handeln statt. Da beide Rollen komplementär aufeinander bezogen sind,[272] würden Normverstöße die gegenseitigen Rollenerwartungen stark beeinträchtigen.

Zur Kranken- bzw. Patientenrolle

Krankheit bedeutet soziale Abweichung und birgt damit Erwartungsenttäuschungen.[273] Aus der Abweichung ergeben sich neue spezifische Normen, d.h. Kranke bilden eine spezielle Personenkategorie, an die eine soziale Rolle gebunden ist und deren soziale Kontrolle durch ärztliches Handeln erfolgt. So besteht die Verpflichtung, die Gesundheit möglichst wieder herzustellen oder die eingeschränkte Gesundheit zu erhalten sowie die Pflicht, den Zustand durch Aufsuchen eines Arztes zu rechtfertigen. Die Legitimation führt zur Entbindung von Verpflichtungen im Alltagsleben. Durch eine Diagnosestellung auf der Basis von Expertenwissen soll Missbrauch verhindert werden.[274]

Die Interaktion zwischen Arzt und Patient wird getragen durch eine asymmetrische Beziehung. Zur Expertenmacht, basierend auf unterschiedlicher Wissensverteilung, kommt die Steuerungsmacht auf ärztlicher Seite hinzu. Mittels derer kann z.B. über Wartezeiten und den Beginn bzw. das Ende eines Kontaktes bestimmt oder auch über Sanktionen oder besondere Vergünstigungen entschieden werden.[275]

In Krankenhäusern kommt erschwerend hinzu, dass die Einflussmöglichkeiten der Patienten wegen ihres Gesundheitszustandes eingeschränkt sind. Zudem gibt es umfangreiche Reglements. Die Patienten sind Vereinnahmungen unterworfen, ihr Handlungsspielraum ist durch Organisationszwänge begrenzt. Sie können z.B. zu jeder

---

271 vgl. Wiesning, 2008, S. 92
272 vgl. Siegrist, 2005, S. 40
273 vgl. Siegrist, 2005, S. 40
274 vgl. Siegrist, 2005, S. 40
275 vgl. Siegrist, 2005, S. 251

Tageszeit gestört werden, sind ständig erreichbar im Hinblick auf diagnostische oder therapeutische Maßnahmen und haben kaum Rückzugsmöglichkeiten.
Die Einflussnahme auf Handlungsprogramme ist gering, Patienten delegieren quasi die Befriedigung lebensnotwendiger Bedürfnisse an das Pflegepersonal. Sie unterliegen einem kollektiven Tagesablauf, fehlender Intimität, häufig auch Unpersönlichkeit und sind der Routine und der Bildung von Patientenkategorien durch das Personal ausgesetzt. Dies führt zur Abhängigkeit der Patienten von der Organisation und bewirkt die Ungleichheit zwischen Personal und Patienten. Die soziale Asymmetrie variiert unter bestimmten Bedingungen, steht z.B. in Bezug zur Größe des Krankenhauses oder zum Technisierungsgrad.[276]
Im Praxisbereich haben Patienten in Abhängigkeit von der Wettbewerbssituation meist mehr Wahlmöglichkeiten und Verhandlungsmacht, weshalb die Asymmetrie geringer ausgeprägt ist.[277]

Zur Rolle der Krankenpflege

Schwestern und Pfleger sind zahlenmäßig die größte Berufsgruppe im Gesundheitswesen und überwiegend in Krankenhäusern und Pflegeheimen beschäftigt.[278]
Die Aufgaben in der Krankenpflege umfassen neben der Grundpflege, d.h. der Bedürfnisbefriedigung der Patienten auch das Kümmern um deren psychische und soziale Belange sowie spezialisierte Tätigkeiten, welche an Expertisen gebunden sind.
Dafür sind in starkem Maße soziale Kompetenzen, kommunikative Fähigkeiten und emotionales Engagement erforderlich. Traditionell ist der Beruf weiblich geprägt und durch umsorgende, mitfühlende Pflege, aber auch aufgrund christlicher Traditionen durch Aufopferung und Barmherzigkeit gekennzeichnet. Wegen der strukturellen Abhängigkeit der Pflegearbeit steht die Berufsgruppe in Abhängigkeit zur Ärzteschaft, was strukturelle Konflikte, Kommunikationsprobleme und unklare Zuständigkeiten bedingen kann.[279]
Die zunehmende Akademisierung im Pflegebereich führt dazu, dass von dieser Seite neue Konzepte eingebracht werden, in denen es beispielsweise um die Sicherung der Behandlungsqualität und um ganzheitlich orientierte Pflege mit den entsprechenden

[276] vgl. Siegrist, 2005, S. 251
[277] vgl. Siegrist, 2005, S. 252
[278] vgl. Siegrist, 2005, S. 245
[279] vgl. Siegrist, 2005, S. 244

Maßnahmen geht. So werden psychosoziale Kompetenzen wichtig, um Pflegeanamnesen zu erheben, Aufnahme- und Entlassungsgespräche zu führen und den systematischen Austausch mit Ärzten zu gestalten.
Neben dem medizinischen Behandlungsbedarf werden verstärkt auch die psychosoziale Situation von Patienten und deren Bezugspersonen sowie Mitentscheidungsrechte und Mitwirkungspotenziale berücksichtigt.[280]

> „Die Pflegedisziplin kann erheblich dazu beitragen, das Wohlergehen und Wohlbefinden von Klienten gerade dann zu verbessern, wenn Krankheit oder Erkrankung vorliegt, und auf diese Weise helfen, die Kosten im Gesundheitswesen zu senken. Die Entwicklung von Pflegeinterventionen, die Patienten in die Lage versetzen, stressbezogene Faktoren so zu verändern, dass ihr körperliches und emotionales Wohlergehen und ihre Funktionsfähigkeit gesteigert werden, ist unbedingt nötig und sollte auf der Agenda der Pflegeforschung hohe Priorität genießen."[281]

Durch Beziehungsarbeit kann im Rahmen ganzheitlicher Pflege die gefühlsmäßige Belastung der Patienten weitestmöglich reduziert und das emotionale Wohlbefinden gesteigert werden. Unter Beziehungsarbeit sind vertrauensbildende, haltungserhaltende, biografische, identitätsfördernde und Wiedergutmachungsarbeit zu verstehen.[282] Diese Aspekte werden unter Punkt 2.3.3.4 „Spezifik der Kommunikation" näher erörtert.

2.3.3.3 Die diagnostische Phase

Gesundheit ist ein universelles Menschenrecht und gilt als Voraussetzung für Selbstentfaltung und Teilhabe am gesellschaftlichen Leben.[283] Zentrales Kriterium der aktiven Teilnahme ist Leistungsfähigkeit. Wenn diese durch Krankheit bedroht ist, wird soziale Kontrolle durch das gesellschaftliche System notwendig. Diese Kontrollfunktion übernimmt die Ärzteschaft, d.h. der Ärzteschaft kommt das Definitionsmonopol von Gesundheit und Krankheit zu. Die ärztliche Diagnosestellung bildet eine Schaltstelle in der Verbindung zwischen medizinischer Behandlung, Versicherten und dem Anspruch auf Versicherungsleistungen und allein eine ärztliche Diagnose rechtfertigt das Fernbleiben vom Arbeitsplatz.[284] Damit ist diagnostisches ärztliches Handeln zugleich gesellschaft-

---

[280] vgl. Siegrist, 2005, S. 245
[281] Rice/ Lyon, 2005, S. 608
[282] vgl. Geißner/ Kellnhauser, 2004, S. 12
[283] vgl. Siegrist, 2005, S. 38
[284] vgl. Siegrist, 2005, S. 39

liches Kontrollhandeln[285] innerhalb eines Netzes rechtlicher Regelungen des Gesundheits- und Sozialsystems.[286]
Für Ärzte ergeben sich hieraus manchmal Probleme durch Interessenkonflikte, Divergenzen oder Parteilichkeit.[287] Für Patienten bedeutet diese Phase der Entscheidungsfindung eine Zeit der Unsicherheit. Sie hatten sich für die vierte Stufe des Hilfesuchens entschieden und damit die Patientenrolle übernommen. Während der Zeit der Diagnostik ist noch nicht klar, ob die Beschwerden als bedenklich eingestuft werden müssen oder welche Schritte zur Verbesserung einzuleiten sind. „Starke Ungewissheit führt zu Angst, Depression, psychosozialer Fehlanpassung und einer Minderung der Lebensqualität."[288] Außerdem können diagnostische Maßnahmen an sich körperlich unangenehm sein oder beängstigend wirken.
Die subjektive Bewertung einer Situation ist abhängig von Werthaltungen, Einstellungen und Überzeugungen einer Person. Die Bewertung einer medizinischen Prozedur kann durch Informationen über zu erwartende Empfindungen, sogenannte sensorische Informationen, gesteuert werden. Das Gefühl der persönlichen Kontrolle wird dadurch gesteigert, sodass Art und Stärke der Emotionen beeinflusst werden.[289] Bekommen Patienten derlei Informationen, die über Erläuterungen zum technischen Ablauf einer Prozedur hinausgehen, bewerten sie die Situation als weniger bedrohlich und empfinden weniger Angst.[290]
Die Mitteilung der Diagnose fasst die Beschwerden des Patienten und die physiologischen Veränderungen unter einer Bezeichnung zusammen. Damit entsteht im Rahmen des Prinzips der sprachlichen Relativität ein neues Konzept, welches zu einer differenzierteren Wahrnehmung verhilft, und im Rahmen der Systemtheorie wird es nun möglich, diese Bezeichnung innerhalb aktueller Ereignisse auszuwählen und Sinn herzustellen.

[285] vgl. Siegrist, 2005, S. 235
[286] vgl. Siegrist, 2005, S. 39
[287] vgl. Siegrist, 2005, S. 41
[288] Rice/ Lyon, 2005, S. 606
[289] vgl. Rice/ Lyon, 2005, S. 605
[290] vgl. Rice/ Lyon, 2005, S. 605

2.3.3.4 Spezifik der Kommunikation

Auf der Basis der Handlungsmuster der verschiedenen Rollen und der damit verbundenen Erwartungen an einen Rolleninhaber gestaltet sich die Kommunikation zwischen den Beteiligten, wobei für die vorliegende Arbeit nur die jeweilige Patientenbeziehung interessant ist.

Ärzte- Patienten

In der Kommunikation zwischen Arzt und Patient steht das subjektive Empfinden, Erleben und Bewerten von Gesundheit und Krankheit durch den Patienten im Vordergrund[291] und Sprache ist das zentrale Element dabei, denn zu den wesentlichen ärztlichen Aufgaben gehören:

- Anamneseerhebung
- Erkundung der Befindlichkeit
- Aufklärungspflicht, d.h. Information über Krankheit und Behandlung
- Beratung
- Motivation zur Mitarbeit
- Aussprechen von Trost und Mitgefühl.[292]

Ein Konflikt besteht zwischen der Patientenerwartung an persönliche Zuwendung und Hilfestellung und den ärztlichen Handlungsroutinen, die ökonomisch orientiert ablaufen müssen. Eine immer aufwändigere bürokratische Organisation, aber auch eine fortgeschrittene Arbeitsteilung, ein hoher Technisierungsgrad und Personalfluktuation führt in vielen Krankenhäusern zu Anonymität und einer unpersönlichen Krankenbehandlung. Selbst im niedergelassenen Bereich kommt es z.B. wegen der Bildung von Großpraxen und dem Zwang zur Geräteauslastung zu derlei struktureller Erwartungsenttäuschung.[293] Die in der Arztrolle manifestierte Affektkontrolle könnte hier wie ein Verstärker wirken. Eigentlich soll der Patient durch affektive Neutralität gestützt werden. Ärzte sollen sich an sachlichen Motiven der Expertenzuständigkeit orientieren und nicht versucht sein, eigene emotionale Bedürfnisse im Kontakt mit Patienten auszuleben. Dennoch sollen sie dem Patienten mit Empathie und Anteilnahme begegnen.[294] Trotz dieser Forderung ist belegt, dass soziokulturelle Merkmale Einflüsse auf Beziehungen zwischen Ärzten und Patienten ausüben. Da Ärzte einen elaborierten Sprachcode benutzen,

---

[291] vgl. Siegrist, 2005, S. 38
[292] vgl. Siegrist, 2005, S. 250
[293] vgl. Siegrist, 2005, S. 21
[294] vgl. Siegrist, 2005, S. 239

erleben Patienten, die diesen nicht beherrschen, Erwartungsenttäuschungen in höherem Maß. Sie selbst können Absichten und Informationsbedürfnisse schlechter artikulieren. Mit sinkender Schichtzugehörigkeit verringern sich die Dauer der Konsultationen sowie die Zahl der gegebenen Informationen durch den Arzt und aus eigener Initiative stellen diese Patienten weniger Fragen. Es bestehen beispielsweise signifikante Beziehungen zwischen Diagnosestellungen mit negativen sozialen Wirkungen und Schichtzugehörigkeit sowie dieser und der Art von psychiatrischen Diagnosen. Durch ethnische Unterschiede wird die soziale Asymmetrie zusätzlich verstärkt.[295]

Für Patienten ist die bestehende ungleiche Informationsverteilung eine einschneidende Begrenzung, dagegen stützt diese Situation die Steuerungsmacht der Ärzte. Informationsgewinnung bedeutet daher für Patienten, die Krankheit zu verstehen, akzeptieren zu können, die Angst zu vermindern und durch zielgerichtete Verhaltensweisen zu bewältigen, d.h. Informationsgewinnung hat einen kognitiven, emotionalen und pragmatischen Aspekt.[296]

Pflegekräfte- Patienten

Zur ganzheitlichen Pflege gehört es, die Patienten bei der Bewältigung von Stress zu unterstützen und gefühlsmäßige Belastungen einzudämmen. Dabei sind vertrauensbildende Maßnahmen hilfreich, die durch eine entsprechende Kommunikation durch die Pflegekräfte zu erreichen sind. Beispielsweise geht es darum, dass empathisch kommuniziert wird, interessiert zugehört wird, nicht vorschnell unterbrochen wird und während des Gespräches die Aufmerksamkeit ausschließlich auf den Patienten gerichtet ist. Des Weiteren gehören verständliche Informationen über medizinisch- pflegerische Maßnahmen und die emotionale Vorbereitung auf diese dazu. Konkret geht es um die Erklärung der Vorgehensweise, um Hinweise auf mögliche unangenehme Empfindungen oder Schmerzen, um das Ermuntern zum Fragenstellen und dazu, Gefühle zu äußern sowie an der Maßnahme angemessen mitzuwirken.[297]

Da Krankheiten und diagnostische Maßnahmen die Gefahr bergen, Haltung, Gesicht und Selbstkontrolle zu verlieren, sollte den Patienten während einer Untersuchung

295 vgl. Siegrist, 2005, S. 253
296 vgl. Siegrist, 2005, S. 254
297 vgl. Geißner/ Kellnhauser, 2004, S. 12 f.

ermutigend und lobend begegnet werden, da mit dieser gefühlsmäßigen Unterstützung medizinische Prozeduren leichter zu überstehen sind.

Unter biografischer Arbeit, einer weiteren Form der Gefühlsarbeit, ist das Einholen von Informationen zum soziokulturellen Umfeld des Patienten zu verstehen, um mögliche Krankheitsursachen herauszufinden oder eine individuelle Pflege planen zu können. Die Identitätsarbeit beinhaltet Gespräche mit den Patienten, die dem Selbstwertverlust begegnen, der mit einem Krankheitsgeschehen einhergehen kann. In diesen Gesprächen soll Trost gespendet werden, aber es sollen auch pragmatische Informationen erteilt werden, die den Patienten helfen, Perspektiven zu entwickeln. Es kann vorkommen, dass Patienten sich im medizinischen Alltag durch unbedachte Äußerungen oder unsensibles Verhalten verletzt fühlen. Dem ist mit der sogenannten Wiedergutmachungsarbeit zu begegnen. Mit Erklärungen oder Entschuldigungen kann der Patient beruhigt und sein Selbstrespekt wieder hergestellt werden.[298]

Im Mittelpunkt der Kommunikation mit den Patienten steht die Information. Zu den Zielen, die dabei verfolgt werden, gehört es, „Sachverhältnisse zu klären, Transparenz über Abläufe herzustellen, Mitentscheidungen des Patienten zu ermöglichen, die Mitarbeit des Patienten zu fördern, Entscheidungshilfen zu geben und Sicherheit herzustellen."[299] Die Informationen sollten in einer einfachen Sprache gegeben werden, sollten kurz und genau sein, in einer geeigneten Reihenfolge vermittelt werden und am Patienten orientiert sein.[300] Unter diesen Prämissen gehen sie mit den Grice´schen Konversationsmaximen konform. Weiterhin sollten Informationen begleitet sein von Anteilnahme, Akzeptanz, Verständnis und emotionaler Wärme. Dies wird nicht nur explizit gemacht durch das Zuwenden des Körpers oder die Aufnahme des Blickkontakts, sondern auch durch Zuhören und Nachfragen, durch das Wiederholen mit eigenen Worten, das Akzeptieren und Benennen der Gefühle des Patienten oder das Geben von Rückmeldungen.[301]

---

298 vgl. Geißner/ Kellnhauser, 2004, S. 13
299 Jung-Heintz/ Liesner, 2004, S. 62
300 vgl. Jung-Heintz/ Liesner, 2004, S. 62
301 vgl. Jung-Heintz/ Liesner, 2004, S. 62

2.4 Zusammenfassung

Da gesellschaftliche Ursachen für Stresserkrankungen nachgewiesen sind, sich die Gesellschaft im systemtheoretischen Sinn durch Kommunikation konstituiert und Sprache als Medium die Kopplung zwischen Kommunikation und Bewusstsein leistet, war zu überlegen, inwiefern die Sprache einen Einfluss auf die Herausbildung oder auch Eindämmung dieser Erkrankungen haben könnte, da sie in einer Wechselbeziehung mit gesellschaftlichen Prozessen steht. Im Abschnitt zu den Basistheorien wurden diese Korrelationen dargestellt.

Am medizinischen System konnte gezeigt werden, dass die asymmetrische Kommunikationssituation eine Bedrohung des persönlichen Status für die Patienten nach sich zieht und dies in der Regel durch Stress und unangenehme Emotionen bedingte körperliche Veränderungen zur Folge hat. Zusätzlich können medizinische Maßnahmen diesen Zustand verstärken. Zum Berufsbild der Pflegekräfte gehört es, dem durch eine entsprechend gestaltete Kommunikation entgegenzuwirken, d.h. hier wird im Rahmen institutioneller Kommunikation mittels Sprache die Intention verfolgt, über den kognitiven Weg auf körperliche Zustände einzuwirken. Auch in anderen Bereichen lässt sich derartige zielgerichtete Einflussnahme beobachten, beispielsweise wenn Unfallopfer mittels Spracheinsatz wach gehalten werden, wenn Sprache im Autogenen Training eingesetzt wird oder auch wenn Mütter ihre Kinder trösten.

Normalerweise tragen sprachbegleitend Prosodie, Gestik und Mimik zur erfolgreichen Umsetzung der Intentionen des Sprachhandelns bei. In der empirischen Untersuchung werden sie gezielt ausgeblendet, sodass diese Aspekte als Wirkeffekte kontrolliert werden können.

Den Ausführungen zu Sprach- und Kommunikationswissenschaft ist zu entnehmen, dass sich die Gesamtsprache, also „die Gesamtheit aller sprachlichen Mittel einer Sprachgemeinschaft“[302] aus den Idiomen aller Sprachteilhaber ergibt, dass diese bei kommunikativer und semantischer Kompetenz ihren Sprachgebrauch an den gesellschaftlichen Erfordernissen, Normen und Regeln orientieren und dass sprachlicher Wandel bereits durch Abweichungen innerhalb einzelner Idiome von diesen Normen im Zusammenspiel mit sich ändernden Anforderungen oder Bedürfnissen ausgelöst werden kann. Dies bedeutet u.a., dass Sprachhandeln in Bezug auf körperliche Reaktionen auf

[302] Veith, 2005, S. 26

Erfahrungswissen beruht und die Illokutionen der jeweiligen Sprechakte von erfolgreichen Perlokutionen begleitet werden.

Im Abschnitt über Sprachverarbeitungsprozesse wurde zunächst betont, dass die an den sehr komplexen Informations- und Sprachverarbeitungsprozessen beteiligten Organe Arbeit leisten, wodurch ein höherer Energiebedarf entsteht, der Anpassungsleistungen bewirkt. Des Weiteren wurde das Wechselspiel zwischen biochemischen und elektrischen Prozessen auf neuronaler Ebene und kognitiven Prozessen auf mentaler Ebene dargestellt. Dabei wurde deutlich, dass sich Funktionen und Strukturbildungen gegenseitig bedingen.[303] Die Stärke der Sinneseindrücke wird durch den Erregungszustand intensiviert. Daraus muss geschlossen werden, dass Stress intensivere Eindrücke verschafft, Bewertungen und Bedeutungszuschreibungen also anders vorgenommen werden als in einem ausgeglichenen Zustand. Die so entstehenden neuronalen Muster manifestieren sich als Erinnerungen, wenn sie reaktiviert werden. Stresszustände wären demnach durch entsprechend positive oder negative kognitive Aktivierungen leicht zu beeinflussen, also zu nivellieren bzw. zu verstärken.

Bei der Sprachproduktion wird von einer permanenten emotionalen Beteiligung ausgegangen, die sich wahrnehmbar in Ausdrucksvarianten niederschlägt, die emotionalen Reaktionen auf der Hörerseite sind mit verschiedenen Methoden messbar und einem Teil des Lexikons wurden bereits unter wissenschaftlichen Aspekten affektive Werte zugeordnet. Die praktische Bedeutung dessen lässt sich beispielsweise am Ergebnis der erwähnten Schmerzstudie ermessen, in der sich die Wahrnehmung von Schmerz über die Wortwahl beeinflussbar zeigte.

Betont werden soll an dieser Stelle auch noch einmal die bestehende enge Verknüpfung der semantischen Wortverarbeitung mit der Sensomotorik.

Zu konstatieren ist damit eine somatische Komponente von Kommunikation, da die beschriebenen Wirkmechanismen in jedem Sprechakt zum Tragen kommen. Sprechakte sind eingebettet in einen situativen Kontext und stehen in Zusammenhang mit den Rollen der Sprecher, d.h. ihre Wortwahl und die damit ausgelösten Reaktionen haben ihren Ursprung in kommunikativen Prozessen und wirken über die Sprachwahrnehmung der Hörer, die je in einer bestimmten Rolle rezipieren, und die daraus resultierenden Anschlusskommunikationen auf diese zurück.

---

[303] vgl. Zippel, 2009, S. 18 und S. 30

Bei einer alternativen Gestaltung eines einzelnen Sprechaktes würde dies eine veränderte Wahrnehmung im Sinne des Prinzips der sprachlichen Relativität bewirken, aufgrund des Role taking betrifft das alle beteiligten Individuen. Über Anschlusskommunikationen würde so in die Differenzierungsprozesse der Systeme eingegriffen. Eine Verlagerung sprachlichen Handelns hin zu affektiv positiver besetzten Konzepten erscheint folgerichtig, will man gesellschaftliche Ursachen für krankheitsverursachende körperliche Stressreaktionen unter Kontrolle bringen.
Unter diesen Gesichtspunkten ist Kommunikation und speziell der Sprachgebrauch als ein nicht zu unterschätzender Faktor im Rahmen stressbedingten Krankheitsgeschehens einzustufen.

Im empirischen Teil wird ein spezieller Sprechakt, der für das medizinische System typisch ist, analysiert und ein punktueller Ist-Zustand erhoben. Von diesem ausgehend können Maßnahmen der Optimierung ergriffen werden.

3 Empirischer Teil

3.1 Forschungsfrage und Hypothesen

Ziel der Untersuchung ist es, anhand eines zu erstellenden Sprachkorpus herauszufinden, in welcher Form mit emotionalen Belastungen von Patienten während einer medizinischen diagnostischen Maßnahme, konkret der routinemäßig stattfindenden venösen Blutentnahme, umgegangen wird. Zu vermuten ist, dass die Situation als gesellschaftlich verankertes Handlungsskript angesehen werden kann und daher spezielle verbale Strategien zum Einsatz kommen, um auf körperliche Befindlichkeiten von Patienten einzuwirken.

Folgende Hypothesen sollen im Rahmen der Untersuchung überprüft werden:

H1 Die zum Einsatz kommende Priming-Methode ist zur Bildung sprachlicher Korpora für bestimmte Forschungszwecke im Rahmen des mündlichen Sprachgebrauchs geeignet.

H2 Es gibt verbale Strategien, mit denen auf das Befinden der Patienten eingewirkt wird.

H3 Diese Strategien werden in Abhängigkeit von soziolinguistischen Merkmalen eingesetzt, d.h. es können a) altersbezogene, b) berufsbezogene, c) geschlechterbezogene oder d) dialektale Differenzen bestehen.

3.2 Untersuchungsdesign und Methode

Authentisches Sprachmaterial in größerem Umfang zu erheben und zu analysieren, stellt für linguistische Untersuchungen eine Herausforderung dar. Zu lösen sind dabei Probleme, die der hohe Arbeitsaufwand für das notwendige Verfahren einer Transkription mit sich bringt oder auch Fragen im Zusammenhang mit einer Autorisierung der Aufnahmen. Besonders im medizinischen Bereich wäre es aufgrund der bestehenden Schweigepflicht nach ethischem Ermessen nicht vertretbar, verdeckte Aufnahmen nachträglich autorisieren zu lassen. Jedoch würde vermutlich eine Autorisierung, die vorab erfolgt ist, im Fall der venösen Blutentnahme das Sprachmaterial verfälschen, weil eine mögliche Befangenheit während der relativ kurzen Kontaktzeit nicht abgebaut werden könnte.[304]

Deshalb wurde das Sprachkorpus im Rahmen einer Befragung anhand eines Fragebogens erstellt, sodass gleichzeitig Metadaten erhoben werden konnten und die Auswertung des in Textform vorliegenden Sprachmaterials mit Hilfe einer Inhaltsanalyse erfolgen konnte. Die Grundlage für diese Vorgehensweise ergibt sich aus den oben beschriebenen Sprachverarbeitungsprozessen, speziell aus der Tatsache, dass mittels Primingreizen kognitiv Handlungsskripts samt sprachlichen Mustern aufgerufen werden und dabei der Zugriff auf bekannte und häufig verwendete Wörter des mentalen Lexikons schneller erfolgt.[305]

Priming-Methoden gelten als wichtige Verfahren bei der Erforschung der Sprachverarbeitung und werden auch für Untersuchungen zur Sprachproduktion genutzt. Mittels eines Stimulus, dem Prime, sollen beispielsweise bestimmte Objektbezeichnungen produziert werden. In Experimenten der Psycholinguistik werden dann z.B. weitere Stimuli, sogenannte Targets, gesetzt, um Reaktionszeiten zu messen und Rückschlüsse auf den Aktivierungszustand verschiedener Verarbeitungsbereiche ziehen zu können.[306]

Außerdem ist davon auszugehen, dass das Kooperationsprinzip nicht gebrochen wird, die Teilnehmer also der Aufgabe entsprechend Sprache produzieren und dass das Prinzip des Role taking wirkt, d.h. wenn die Teilnehmer die Perspektive der behandelnden Person eingenommen haben, handeln sie sprachlich im Hinblick auf den Hörer davon ausgehend, dass dieser auf die getätigte Äußerung so reagieren wird, wie sie selbst es an seiner Stelle tun würden.

Da auch nichtsprachliche Primes, wie z.B. Bilder, eine Aktivierungsausbreitung im mentalen Lexikon auslösen,[307] wurde für die beabsichtigte Untersuchung in dieser Arbeit eine Karikatur ausgewählt und als Prime gesetzt, um so das Erfahrungswissen zum Thema der venösen Blutentnahme zu aktivieren und das Sprachmaterial unter einer bestimmten Aufgabenstellung abrufen zu können.

---

[304] vgl. Brinker/ Sager, 2006, S. 25 ff.

[305] vgl. Rickheit/ Weiss/ Eikmeyer, 2010, S. 37

[306] vgl. Rickheit/ Weiss/ Eikmeyer, 2010, S. 27 f.

[307] vgl. Schwarz/ Chur, 1996, S. 76

3.2.1 Zur verwendeten Karikatur

Die etymologische Wortherkunft geht auf das italienische *caricatura*, einer Ableitung von *caricare* zurück und bedeutet *beladen, komisch darstellen.* So benannte bildliche Darstellungen beziehen ihre Prägnanz häufig aus dem Überzeichnen bestimmter Elemente.[308] Besonders Verfahren der Typisierung auf der Basis von Stereotypen[309] und Stilmittel wie Überspitzung und Reduzierung kommen zum Einsatz, um Personen oder Situationen unter einem spaßig-kritischen Blickwinkel zu zeigen und Charakteristisches zum Ausdruck zu bringen.[310]

Die für den Fragebogen ausgewählte Karikatur stammt von Erich Schmitt (1924–1984), einem Berliner Comiczeichner und Karikaturisten. Er veröffentlichte u.a. über Jahrzehnte hinweg täglich eine Zeichnung in der „Berliner Zeitung". Seine Figuren erlangten in der ehemaligen DDR Kultstatus, so schuf er auch die der Schwester Monika.[311]

Für die Untersuchung wurde die erste Zeichnung der Geschichte „Ausgerechnet Blutwurst" aus der Serie „Kurschwester Monika"[312] ausgewählt und leicht bearbeitet, das Original befindet sich im Anhang (Abb. 19, S. 119).

Durch die Selektion wurde das Charakteristische der Situation bei der Blutentnahme erhalten, der Inhalt der gezeichneten Geschichte und damit deren Komik ist jedoch nicht mehr erkennbar und kann somit die Sprachproduktionsaufgabe nicht verfälschen. Aus dem gleichen Grund wurden einige Details retuschiert. Um die Aufgabenstellung verständlicher zu machen, wurde eine Sprechblase eingefügt.

3.2.2 Datenerhebung

In einem sogenannten nichtzufälligen Auswahlverfahren[313] wurden Testpersonen unter dem Aspekt ihrer Zugehörigkeit zur Gruppe der Mediziner, der Pflegekräfte oder der Pflegeschüler willkürlich ausgewählt. Die Auswahl einer weiteren Gruppe von Probanden erfolgte willkürlich unter Personen, die nicht zum medizinischen Personal gehören, sodass die Stichprobe insgesamt 206 Elemente umfasst.

---

308 vgl. Seebold, 2011, S. 475
309 vgl. Plum, 1998, S. 78
310 vgl. Plum, 1998, S. 27 ff.
311 vgl. website Schmitt, 2013
312 Schmitt, 1980, S. 125
313 vgl. Knieper, 2004, S. 50 f.

Die Untersuchung war regional auf die Stadt Greifswald begrenzt. Der Erhebungszeitraum erstreckte sich aufgrund organisatorischer Hindernisse – so waren eine Reihe Genehmigungen einzuholen, um innerhalb von medizinischen Einrichtungen und anderen Organisationen Befragungen durchführen zu dürfen – von Mitte Dezember 2012 bis Mitte März 2013.

Um einer spontan produzierten Sprache so nah wie möglich zu kommen, wurden auf der ersten Seite des Blattes zunächst persönliche Parameter wie Alter, Geschlecht, Beruf und sprachlicher Hintergrund zum Zweck der soziolinguistischen Einordnung des Sprachmaterials erhoben. Gleichzeitig wurden dadurch Konzentration und Aufmerksamkeit der Versuchsteilnehmer auf sich selbst gelenkt, sodass vorhergehende kognitive Reize ausgeblendet und äußere Störfaktoren minimiert wurden. Mit einer eher groben Kategorisierung bei den Angaben zur Person sollte Bedenken hinsichtlich des Datenschutzes vorgebeugt werden.

Auf der rückwärtigen Seite des Fragebogens wurde dann die oben beschriebene Karikatur präsentiert, auf die die Probanden spontan reagieren sollten, bevor Fragen folgten, die zur Beantwortung Reflektionen erforderten. Deshalb war es wichtig, die Fragen in der vorgegebenen Reihenfolge zu beantworten.

Insgesamt beinhaltet der Fragebogen (s. Anhang, S. 95) acht Fragen. Leider schlich sich in der ersten Frage zur Altersgruppe ein Fehler ein, die Diskjunktheit betreffend. Hieraus resultieren jedoch keine fehlerhaften Daten, denn nur wenn ein Proband am Erhebungstag Geburtstag gehabt hätte, hätte er Probleme mit der Zuordnung zur entsprechenden Merkmalsausprägung bekommen. Für die Auswertung wurde die Einteilung berichtigt.

Die Fragen begründen sich folgendermaßen:

> <u>Fragen 1 bis 4 -</u> Erfassung soziolinguistischer Merkmale zwecks Interpretation des Sprachmaterials (Frage 1- Angaben zum Alter, Frage 2- Angaben zum Geschlecht, Frage 3- Angaben zum Beruf, Frage 4- Einordnung der dialektalen Zugehörigkeit).
>
> <u>Frage 5 -</u> offene Frage, Erfassung des Sprachmaterials.
>
> <u>Frage 6 -</u> Kontrollfrage zum tatsächlich in der Karikatur wahrgenommenen Gefühl, Kategorien wurden in Anlehnung an die sechs Basisemotionen aufgestellt.
>
> <u>Frage 7 -</u> Zusatzinformation, Angaben ermöglichen den Schluss, ob die sprachlichen Daten auf eigenem Erleben beruhen, also durch direktes, anschauliches soziales Lernen oder

indirekt durch Lernen als gesellschaftlich vermitteltes Wissen in Form von Sprache zustande gekommen sind.[314]

Frage 8 - offene Frage, Erfassung von zusätzlichen Informationen, die im Zusammenhang mit der Thematik interessant sein könnten.

Die Beantwortung der Fragen sollte nacheinander in der vorgegebenen Reihenfolge vorgenommen werden und spontan erfolgen. Hierauf wurde in einer persönlichen Einstimmung der Versuchsteilnehmer hingewiesen. Während der Bearbeitung wurde auf ein zügiges Arbeitstempo geachtet und darauf, dass es nicht zu Kontakten unter den Probanden kam, um eine Reflektion bei der eigentlichen Sprachproduktionsaufgabe zu verhindern.

Der Fragebogen trägt keine Überschrift, weil diese wie ein weiterer, unbeabsichtigter Prime wirken würde, was zur Verfälschung der Daten führen könnte. Deshalb wurden auch Auskünfte zum Kontext der Befragung erst im Anschluss gegeben.

Die Fragen wurden in Kategorien und Kodierregeln überführt, die in einem Kodebuch festgehalten wurden (s. Anhang, S. 97), welches der Datenauswertung zugrunde liegt.

3.3 Auswertung des Materials

Vorab wurde den ausgefüllten Fragebögen handschriftlich eine laufende Nummer zugeteilt. Dann wurde eine Urliste[315] in Form einer Excel- Datei angelegt, in der die Metadaten bereits in kodierter Form sowie das Sprachmaterial im Original erfasst wurden, d.h. die Übernahme erfolgte in der Art eines Zitates unter Beibehaltung von orthografischen Besonderheiten oder speziellen Interpunktionen. Die Urliste befindet sich nach Strategien gefiltert im Anhang (s. S. 100), ebenso die Grafiken, die die Zusammensetzung der Stichprobe sowie die wesentlichen Ergebnisse präsentieren (s. S. 111 bzw. S. 114).

Zur weiteren Auswertung wurden nur die Fragebögen herangezogen, deren Sprachmaterial nach Punkt E.a. der Kodierregeln mit Eins codiert worden war, die also für die Untersuchung geeignet waren. Insgesamt waren dies 155 Elemente.

---

314 vgl. Rickheit/ Weiss/ Eickmeyer, 2010, S. 88 ff.

315 vgl. Knieper, 2004, S. 183

Als nächstes wurde nach Belegen dafür gesucht, dass sich die Befragten tatsächlich mental in die dargestellte Gesprächssituation hineinversetzt hatten und die Sprachproduktion der Mündlichkeit entspricht, um damit die gewählte Methode zu untermauern. Als typische Kriterien gelten unter anderem Deiktika, welche auf die Kontextbedingungen des Gespräches verweisen, Gliederungs- und Modalpartikel, Interjektionen oder elliptische, d.h. syntaktisch unvollständige Sätze. [316]
Danach wurde die Kodierung entsprechend des Punktes E.c. der Kodierregeln vorgenommen, d.h. es wurden semantische Einheiten segmentiert und einer Kategorie zugeordnet, wodurch sich Paradigmengruppen bildeten. Diese Gruppen wurden zu den Metadaten der Untersuchung in Bezug gesetzt.
Gesondert wurde zusätzlich der Aspekt der Anrede kodiert, weil sich hier während der Untersuchung Auffälligkeiten ergaben, ebenso die für die Nachbetrachtung erfasste Fragenquote.
Da die jeweiligen Kontextsituationen von Sprechakten in ihrer Analyse Beachtung finden müssen, erfolgt nun vor der eigentlichen Auswertung der Daten die Beschreibung der konkreten Kommunikationssituation. Diese zu betrachten erscheint auch wegen der besonderen Umstände der Sprachproduktion angeraten.

3.3.1 Kommunikationssituation

In Abwandlung des ursprünglichen Zweckes, aber wegen der strukturierenden Wirkung bietet sich für die Beschreibung von komplexen Kommunikationssituationen die Nutzung der Laswell-Formel an: „Who says what to whom in which channel with what effect?“[317] Kombiniert man diese mit den pragmatischen Kategorien, wären noch die Fragen *warum, wie, wann* und *wo* zu ergänzen, um eine umfassende Charakterisierung vornehmen zu können.

Bei der Betrachtung der Kommunikationssituation bewegt man sich auf zwei Ebenen. Einerseits geht es um die real zu erlebenden Situationen bei der venösen Blutentnahme zwischen Ärzten oder Pflegepersonal und Patienten und andererseits um die Probanden, welche die in der Karikatur dargestellte Situation wahrnehmen und bei denen diese nun

[316] vgl. Schwitalla, 1997, S. 67 und S. 170 ff.
[317] vgl. Beck, 2007, S. 120

als Prime eine kognitive Wirkung entfaltet, sodass die Situation im Sinne der zweiten Realität Luhmanns mental aufgerufen wird.

Im Folgenden wird die Kommunikationssituation auf der Basis der im theoretischen Teil beschriebenen Hintergründe analysiert.

- **Who** says what to whom in which channel with what effect?

  Sprecher sind in der Realität weibliche oder männliche Personen, die eine Rolle im medizinischen Bereich als Arzt, im Pflegebereich oder ggf. im Labor inne haben und die Befähigung sowie die Berechtigung besitzen, die diagnostische Maßnahme der Blutentnahme auszuführen.
  Wegen eigener kognitiver Erfahrungen oder aufgrund gesellschaftlichen Lernens können sich die Probanden in die Rolle der in der Karikatur abgebildeten Schwester bzw. Ärztin hineinversetzen und an ihrer Stelle sprachlich handeln.

- Who **says what** to whom in which channel with what effect?

  Zu erwarten sind in einer realen Situation, wie unter 2.3.3.4 beschrieben, vor allem Erläuterungen zum technischen Ablauf sowie sensorische Informationen.
  In der Karikatur geht es um einen einzelnen speziellen Sprechakt, der im Zusammenhang mit der deutlich prekären Lage des Patienten steht. Was die Probanden konkret an Stelle der behandelnden Person „sagten", ergibt sich in der Datenauswertung.

- Who says what **to whom** in which channel with what effect?

  Empfänger ist eine Person, die im Realen aufgrund ihres Gesundheitszustandes in der Rolle eines Patienten in das medizinische System involviert ist und sich in einer für sie unsicheren, häufig auch unangenehmen Situation befindet, was in der Karikatur überspitzt herausgearbeitet wurde.

- Who says what to whom **in which channel** with what effect?

  Das Medium Sprache wird in der direkten Interaktion, also in einer face-to-face-Situation, wie z.B. auch während der venösen Blutentnahme, in der Regel mündlich genutzt.
  Bei den befragten Testpersonen wurde durch die mentale Aktivierung Sprache gedanklich produziert und umgehend in schriftlicher Form fixiert.

- Who says what to whom in which channel **with what effect**?

  Da keine konkrete Gesprächssituation vorliegt und ein Feedback des fiktiven Patienten nicht abgerufen wurde, ist an dieser Stelle keine Aussage über die Wirkung des Sprechaktes möglich.

Zu ergänzende Kriterien:

- **Warum** wird die Äußerung getätigt?

  Die kommunikativen Ziele in der Realität bezwecken, Patienten in die Lage zu versetzen, ihre Krankheit zu verstehen, die damit verbundenen Ängste zu vermindern und Verhaltensweisen dementsprechend zu steuern. Damit werden Organisationsinteressen bedient. Durch die Äußerung eines einzelnen Sprechaktes, der innerhalb einer Gesprächssituation die kleinste Handlungseinheit bildet, wird eine punktuelle Handlungsabsicht realisiert.[318]
  Im konkreten Fall wurde die Äußerung im Rahmen der Teilnahme an einer Umfrage produziert. Die hier über einen Priming-Reiz aktivierte Handlungsabsicht sollte also auf die Verbesserung des deutlich wahrnehmbar prekären Zustandes eines fiktiven Patienten hinwirken. Demzufolge wäre die Einschätzung, dass sich der Zustand des Patienten mit der getätigten sprachlichen Handlung verbessert, als Perlokution des Sprechaktes anzusehen.

- **Wie** wird die Äußerung getätigt?

  Die Vermittlung von Informationen soll unter kognitiven, emotionalen und pragmatischen Aspekten erfolgen, in theoretischen Abhandlungen wird vor allem ein empathischer Umgang mit den Patienten gefordert.

- **Wann** und **wo** erfolgt sie?

  In der Realität erfolgt die Äußerung im Rahmen institutioneller Kommunikation während einer diagnostischen Maßnahme in einer entsprechenden Umgebung, wobei die Kontaktzeit etwa drei bis vier Minuten beträgt. Die Äußerung ist in der Kernphase eines in dieser Zeit stattfindenden Gespräches anzusiedeln.[319]
  Die Teilnehmer der Untersuchung produzierten ihre Aussagen im Rahmen einer geregelten Befragungssituation, wobei sie durchschnittlich für den gesamten Fragebogen etwa vier Minuten benötigten.

Kriterien wie Grad der Öffentlichkeit, hier muss der Sprechakt als „nicht öffentlich“ in Abgrenzung zu „privat“, „halb öffentlich“ und „öffentlich“ eingestuft werden, oder das soziale Verhältnis der Gesprächspartner, in diesem Fall „asymmetrisch“ in Abgrenzung zu „symmetrisch“, vervollständigen die Charakterisierung der Kommunikationssituation.[320]

---

[318] vgl. Bogdal/ Kaufmann/ Mein, 2008, S. 149
[319] vgl. Brinker/ Sager, 2006, S. 108
[320] vgl. Bogdal/ Kaufmann/ Mein, 2008, S. 147

3.3.2 Ergebnisse und Interpretation

Insgesamt nahmen 206 Personen an der Befragung teil, dabei entstand ein Sprachkorpus, das 200 Aussagen umfasst und für weiterführende oder andere Forschungsfragen verwendbar ist. Nur sechs Teilnehmer hatten kein Sprachmaterial produziert. Die Grundlage für die beabsichtigte Untersuchung bildeten 155 Fragebögen, was 75 Prozent entspricht. Die anderen 25 Prozent der Teilnehmer hatten die Situation auf der Metaebene beschrieben, hatten sich anstatt in die Rolle der behandelnden Person in die der behandelten Person versetzt oder eben die Frage nicht bearbeitet. Die soziale Zusammensetzung der Stichprobe wurde in grafischen Darstellungen präsentiert. (s. Anhang, S. 111 ff.)
Die Überprüfung der Hypothesen ergab die folgenden Resultate:

Hypothese 1 (H1): Die zum Einsatz kommende Priming-Methode ist zur Bildung sprachlicher Korpora für bestimmte Forschungszwecke im Rahmen des mündlichen Sprachgebrauchs geeignet.

Zunächst sprechen die verbleibenden 75 Prozent der Teilnehmer, die alle gemäß der Aufgabenstellung reagiert hatten, dafür, dass sie sich in die dargestellte Gesprächssituation hineinversetzt hatten.
Mit Frage 6 wurde überprüft, ob die Aussagen tatsächlich auf einem wahrgenommenen Angstgefühl basieren. Dies war bei 62 Prozent der Fall. Zu begründen ist dieser relativ niedrige Anteil damit, dass Emotionen bzw. Gefühle normalerweise in der Realität als Mischformen vorkommen und ihre Wahrnehmung und Interpretation von mehreren Faktoren, nicht ausschließlich von der Mimik, abhängen.[321] Wegen der Probleme einiger Probanden, ihre Wahrnehmung einer Kategorie zuzuordnen, kam es zu Mehrfachnennungen. Zur Einteilung von Emotionen gibt es viele unterschiedliche Auffassungen. Würde man die in der Arbeit verwendete Einteilung weiter fassen und z.B. nach positiven und negativen Emotionen differenzieren,[322] wären 98 Prozent von einer negativen Emotion ausgegangen. (s. Anhang, Abb. 11, S. 114). Daraus kann geschlossen werden, dass die ausgewählte Karikatur als Grundlage für das Untersuchungsdesign geeignet war.

---

[321] vgl. Schwarz- Friesel, 2007, S. 57 und Schrott/ Jacobs, 2011, S. 108 f.
[322] vgl. Kehrein, 2002, S. 109 ff.

Zusätzlich wurde erhoben, ob sich Kriterien der Mündlichkeit im Sprachmaterial zeigen, weil dies darauf schließen lässt, dass die Teilnehmer spontan Sprache produzierten, sich also tatsächlich mental in die Situation hineinversetzt hatten. Nur in vier Fragebögen fanden sich keine Anhaltspunkte dafür (s. Anhang, Abb. 13, S. 115).
Zusammengenommen hat sich bei 151 Probanden, also 75 Prozent der 200 Teilnehmer, die Sprachmaterial produziert hatten, die Vorgehensweise der Korpusbildung mittels Priming-Experiment bewährt, was die Wahl der Methode rechtfertigt

Hypothese 2 (H2): Es gibt verbale Strategien, mit denen auf das Befinden der Patienten eingewirkt wird.

Aus der Kodierung E.c. resultieren zwölf Paradigmengruppen. Hintergrund der Kategorienbildung war die Perspektive, die der Sprachproduzent in Bezug auf potenzielle Referenten eingenommen hat, d.h. welchen Referenten er aus den vorhandenen Möglichkeiten für seinen propositionalen Akt ausgewählt hat.[323]
Die sechs größten Gruppen machen zusammen 93 Prozent der Nennungen aus, das sind 144 Elemente bzw. Fragebögen. Damit ist belegt, dass es sich um sprachliche Handlungsmuster, also verbale Strategien innerhalb eines gesellschaftlich verankerten Handlungsskripts handelt.
Bei zwölf Prozent der Teilnehmer waren zwei oder mehr semantische Einheiten auszumachen. Für den Gesamtüberblick über die Strategien wurde bei Mehrfachnennungen bis zur dritten Sinneinheit kodiert, um nicht stärker reflektierte Aufzählungen zu erfassen. Um für den soziolektalen Vergleich mit den Datensätzen arbeiten zu können, war es nötig, sie eindeutig einer Strategie zuzuordnen. Dafür wurde jeweils die erste Nennung herangezogen, weil diese kognitiv dominant war.
Das folgende Diagramm gibt einen Überblick über die anteilmäßige Verteilung der so entstandenen Gruppen, d.h. dargestellt sind die verbalen Strategien als jene sprachlichen Handlungen, die bei den entsprechenden Teilnehmern kognitiv Vorrang haben. Die Hälfte aller Nennungen bezieht sich auf die körperliche Empfindung des Patienten im Zusammenhang mit der medizinischen Maßnahme. Hier wurde nochmals differenziert zwischen der expliziten und der impliziten Bezugnahme. Die dritte Gruppe, welche die Patienten durch eine implizite sensorische Information auf eine körperliche Empfindung vorbereitet, bildet die mit Abstand größte. Die Gruppen „Ablenkung“ und „Erkundung

[323] vgl. Dürscheid, 2007, S. 189 ff.

des Befindens“, die anteilig mit null Prozent geführt werden, hatten je nur eine Nennung im kodierten Bereich, weitere in den nicht erfassten zusätzlichen Nennungen.

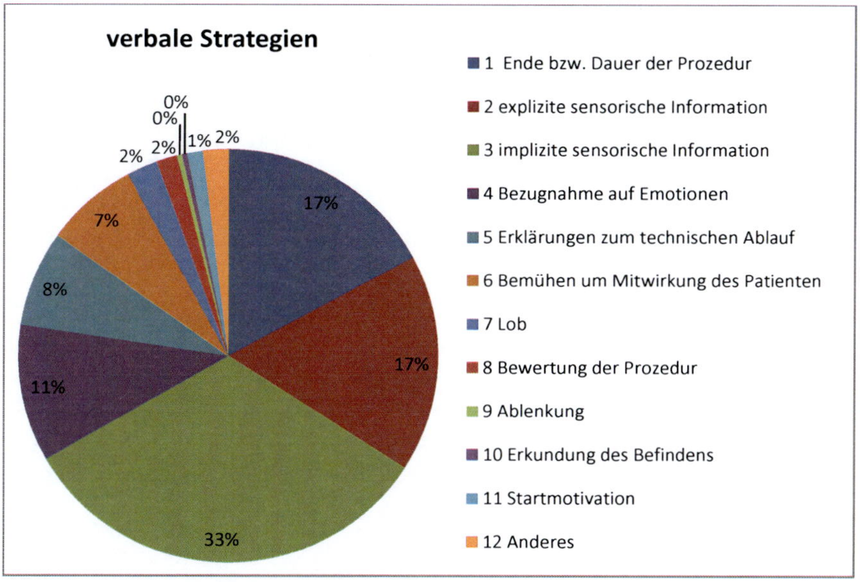

Abb. 3: Gesamtüberblick über die zur Anwendung gebrachten verbalen Strategien

Die Abbildung zeigt die Verteilung der Prioritäten des sprachlichen Handelns im Zusammenhang mit der emotionalen Befindlichkeit eines Patienten während der Situation der venösen Blutentnahme. Die sprachlichen Beispiele für die Strategien sind in der Urliste dokumentiert. Dort gehen die Kodierungsziffern der Spalte E.c.1 mit der Gruppennummer in der Grafik konform, ohne Kodierung war dabei das Sprachmaterial geblieben, das nicht für die Analyse verwendet wurde. (s. Anhang, S. 100 ff.)

Zur besseren Anschaulichkeit werden an dieser Stelle (s. S. 82, Tabelle 2) einige Sprachbeispiele aufgeführt.

Gruppe	Perspektive	Sprachbeispiele
1	Ende bzw. Dauer der Prozedur	*gleich vorbei/ gleich fertig/ geht ganz schnell*
2	Sensorische Information, explizit	*tut nicht weh/ es kann wehtun/ es wird nicht wehtun/ tut es weh?*
3	Sensorische Information, implizit	*jetzt piekt es mal/ es sticht mal kurz/ kurzer Pieks/ es gibt einen kleinen Pieks*
4	Bezugnahme auf Emotionen	*keine Angst/ nicht erschrecken/ keine Sorge*
5	Erklärungen zum technischen Ablauf	*es gibt jetzt eine Spritze/ ich nehme jetzt Blut ab*
6	Bemühungen um Mitwirkung des Patienten	*Arm frei machen/ bitte stillhalten/ den Arm ruhig halten*
7	Lob	*das machen Sie gut/ gute Vene/ läuft gut*
8	Bewertung der Prozedur	*nicht so schlimm/ das Schlimmste geschafft*
9	Ablenkung	*was machen Sie beruflich?/ was macht ihre Frau?*
10	Erkundung des Befindens	*wie geht´s*
11	Startmotivation	*na dann wolln wir mal*
12	Anderes	*kleine Spende gefällig?/ Sie haben heute aber wenig getrunken*

Tabelle 2: Sprachbeispiele

Hypothese 3 (H3): Diese Strategien werden in Abhängigkeit von soziolinguistischen Merkmalen eingesetzt, d.h. es können a) altersbezogene, b) berufsbezogene, c) geschlechterbezogene oder d) dialektale Differenzen bestehen.

Für den soziolektalen Vergleich wurden die Datensätze der sechs größten Gruppen (s. Anhang, S. 114) und hier ebenfalls die je erstgenannte Sinneinheit, herangezogen. Dabei ergab bzw. ergaben sich

a) in Bezug auf die Altersgruppen, dass bei den älteren Teilnehmern (50 bis 59 und ab 60 Jahre) die explizite sensorische Information klar Vorrang hat, während Erklärungen zum technischen Ablauf oder ein Bezug zu Ende oder Dauer der Prozedur gar nicht aufgeführt werden. Bei den Befragten ab 60 Jahre wird dagegen die implizite sensorische Information deutlich weniger bevorzugt und steht damit der Gesamtverteilung der

Strategien entgegen. Zum technischen Ablauf machen lediglich die jüngeren Altersgruppen Angaben.

Zu vermerken ist, dass sich diese vorwiegend aus den Pflegeschülern zusammensetzen und die Älteren hauptsächlich dem nichtmedizinischen Bereich angehören, sodass aus diesen Ergebnissen keine Schlüsse auf einen altersmotivierten Sprachgebrauch gezogen werden können.

b) in Bezug auf berufliche Gruppen, dass die Ergebnisse denen der Analyse der Altersgruppen ähneln. Dies beruht auf einem Zufall bei der geschichteten Stichprobenziehung. Wie schon beschrieben, gehören die Pflegeschüler den jüngeren Altersgruppen an, die Teilnehmer aus dem nichtmedizinischen Bereich fast durchweg den älteren.
Auffallend ist, wie aus der folgenden Abbildung ersichtlich, dass sich die Befragten aus dem nichtmedizinischen Bereich in der Gruppe 1 der verbalen Strategien von den anderen Teilnehmern unterscheiden. Sie argumentieren kaum mit dem nahenden Ende der Prozedur, wählten dagegen deutlich häufiger die explizite Nennung der bevorstehenden körperlichen Empfindung. In der dritten, der am häufigsten vorkommenden Gruppe der Strategien, weichen die Teilnehmer aus dem nichtmedizinischen Bereich klar mit einem Mindergebrauch ab, während sie die fünfte und sechste Strategie gar nicht benutzen.

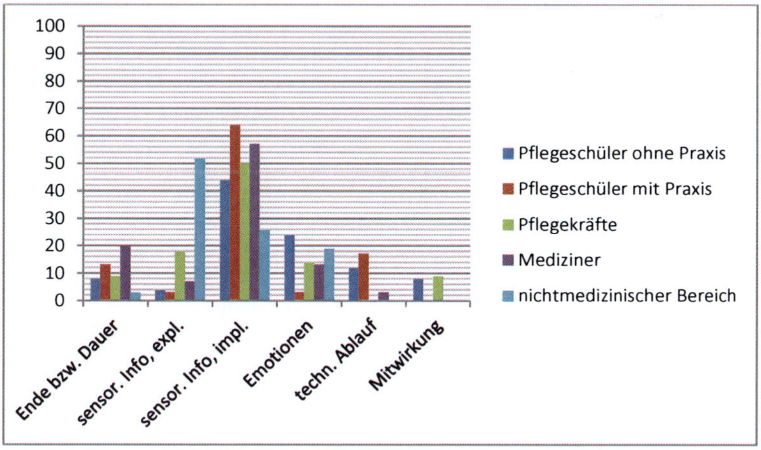

Abb. 4: Verteilung der Strategien nach Berufsgruppen, Angaben in Prozent

Eine differenzierte Betrachtung der Teilnehmer des medizinischen Bereiches zeigt bei einem Vergleich von Medizinern und Pflegekräften annähernde Konformität nur bei der dritten und vierten Strategie.
Stellt man Pflegekräfte und Pflegeschüler gegenüber, zeigt sich, dass die Pflegekräfte deutlich stärker zur Verwendung der zweiten Strategie tendieren, dagegen die fünfte kaum gebrauchen.
Vergleicht man die Pflegeschüler untereinander, ergeben sich ebenfalls klare Unterschiede zwischen denen, die bereits Berufspraxis haben und den Anfängern. Diese perspektivieren viel häufiger das emotionale Befinden der Patienten ganz direkt.

Es ist festzustellen, dass es berufsgruppenabhängige Unterschiede im Gebrauch der Strategien gibt, d.h. berufliche Rollen und Ausbildungsstand wirken sich im Hinblick auf die Bevorzugung von Strategien und damit auf das sprachliche Handeln aus. Dies deckt sich insofern mit den Teilnehmern aus dem nichtmedizinischen Bereich, als dass auch bei diesen ebenfalls die sechs großen Gruppen genannt worden waren, aber die Auswahl zeigt eine andere Rangfolge. Eine kausale Erklärung ergibt sich aus der Untersuchung nicht. Vermutet werden darf, dass der Sprachgebrauch, der aufgrund eigener Erfahrungen und sozialen Lernens zustande gekommen ist, der im medizinischen System üblichen Verwendungsweise entspricht, jedoch die Probanden aus dem nichtmedizinischen Bereich andere Prioritäten setzen würden, also andere Bedürfnisse haben.

c) in Bezug auf die Geschlechtszugehörigkeit keine wesentlichen Abweichungen zwischen männlichen und weiblichen Teilnehmern (s. Anhang, Abb. 16, Seite 116).

d) In Bezug auf die dialektale Zugehörigkeit ergab der Vergleich zwischen Teilnehmern aus Mecklenburg/Vorpommern und denen, die ihre Aussprache anderen Bundesländern zurechnen, kleinere Abweichungen, jedoch keine gravierenden Unterschiede.
Erhoben wurde diese Kategorie deshalb, weil die Untersuchung mit einer regionalen Begrenzung vorgenommen werden sollte, damit für potenzielle überregionale Vergleiche eine stabile Basis gegeben ist, es war jedoch mit Teilnehmern aus anderen Regionen zu rechnen. Die vier Befragten, die an dieser Stelle Mehrfachnennungen vorgenommen hatten, wurden der Kategorie „andere Bundesländer" zugeordnet, weil ein separater

Vergleich nicht sinnvoll gewesen wäre und die erste Angabe jeweils nicht „Mecklenburg/Vorpommern“ entsprach (s. Anhang, Abb.17, Seite 117).

Damit ist festzuhalten, dass soziolinguistisch zu begründende Unterschiede vorwiegend auf einer berufsabhängigen Ebene auszumachen sind, es handelt sich jedoch nicht um Fachsprache oder Fachjargon. Wegen des Gebrauchs innerhalb einer spezifischen institutionellen Situation und zu einem speziellen kommunikativen Zweck muss der Sprechakt als zu einem Register gehörig in die diaphasische Dimension des Varietätenraums eingeordnet werden.[324] Die einzelnen Strategien sind dabei als Registerstil anzusehen. Idiolektal bedingte Stile zeigen sich dann z.B. in der Gestaltung innerhalb der Strategien, beispielsweise in der Wahl der Anredeform, der Modi oder Satzmodi.

Weitere Befunde

* Die Möglichkeit, zusätzliche Bemerkungen zu machen, nutzten 17 Prozent der Teilnehmer, die Hälfte davon ging von keinen Unterschieden zur Realität aus bzw. hielt das sprachliche Handeln für angemessen. Ansonsten wurden Ergänzungen zur eigenen Aussage eingefügt, die Situation reflektiert oder Anregungen vermittelt. So gab es drei Hinweise darauf, mit Ablenkungen zu arbeiten und zwei Mediziner verwiesen auf den Nocebo-Effekt.

* Eine Untersuchung auf fachspezifische Lexik wurde nicht gesondert kodiert, da überblickend zuvor bereits festgestellt werden konnte, dass sie nur in einem Fall (*das AM injezieren*) eingesetzt worden war.

* Die Daten zum eigenen Erleben waren erhoben worden, weil hier Unterschiede zwischen denjenigen, die eine Blutabnahme als Patient erlebt hatten, denen, die die Situation nur als Behandler kennen und denen, die sie noch nie erlebt hatten, vermutet worden waren. Leider wurde die entsprechende Frage häufig nicht differenziert beantwortet, sodass für die Auswertung nur grob zwischen *Situation erlebt* und *nicht erlebt* unterschieden werden konnte. Interessant ist, dass sich die zwölf Prozent der Beteiligten, die selbst noch nie in irgendeiner Weise die Situation der Blutentnahme kennen gelernt hatten, ebenfalls zum Thema geäußert haben und sich nur geringfügig von den Personen mit Erfahrung unterscheiden. Sie argumentieren etwas weniger mit

[324] vgl. Dittmar, 1997, S. 210 und S. 232

dem Ende der Prozedur, nehmen mehr Bezug auf Emotionen und wirken nicht auf die Mitarbeit des Patienten hin. Bei diesen Personen beruht die Sprachproduktion demnach nicht auf Erfahrungen aus eigener Anschauung, sondern auf Lernen und Informationsweitergabe, also gesellschaftlich vermitteltem Wissen in Form von Sprache. Durch dieses Ergebnis bestätigt sich die Annahme von gesellschaftlich verankerten sprachlichen Handlungsskripts für die Strategien der Gruppen eins bis fünf (s. Anhang, Abb. 10, S. 113).

* Eine detailliertere Betrachtung der größten Gruppe der Strategien, Gruppe 3, die sich implizit auf das körperliche Befinden bezieht, also implizit auf eine sensorische Information abhebt, ergab auffallend viele Varianten der Schreibweise des Konzeptes *piken.* Da Aspekte der Orthografie nicht das Interesse der Arbeit berühren, wurde dem nicht weiter nachgegangen.
  Semantisch wird *piken* als umgangssprachliches Synonym für *stechen* eingesetzt.[325] Dies bedeutet einerseits, dass mit der Verwendung der informelleren Umgangssprache eine größere Nähe zwischen den Gesprächspartnern hergestellt wird im Gegensatz zur Verwendung der formelleren Standardsprache.[326] Andererseits ist unter *piken* bereits ein *leichteres stechen* zu verstehen.[327] Die Verwendung von *piksen* verstärkt den Aspekt der Geringfügigkeit der körperlichen Beeinträchtigung durch die medizinische Maßnahme zusätzlich. Hierauf zielen auch die häufigen Verwendungen von *klein, kurz, ein wenig, ein bisschen, nur* als Adjektive bzw. Adverbien ab. Der Gebrauch von Konjunktivformen, die dazu dienen, Sprechakte insgesamt abzuschwächen,[328] ist ebenfalls in diesem Zusammenhang zu beobachten.

* Ferner ist die Wahl der Anredeformen auffällig. Der ehemals für die medizinische Kommunikation typische sogenannte Krankenschwesternplural oder Pluralis benevolentiae, bei dem sich der Sprecher bei der Anrede einer einzelnen Person trotz der Verwendungsweise des Plurals (z.B. *wir*, *uns*) ausschließt,[329] kam nur noch in zwei Prozent der Fälle vor. Für eine persönliche Anrede, die beide Partner in die Kommunikationssituation einbezieht, z.B. *Sie* oder *Herr Meyer* entschieden sich jedoch nur 30 Prozent.

---

325 vgl. Kunkel-Razum/ Scholze-Stubenrecht/ Wermke, 2007, S. 1286
326 vgl. Dittmar, 1997, S. 195 und 201
327 vgl. Kunkel-Razum/ Scholze-Stubenrecht/ Wermke, 2007, S. 1286
328 vgl. Schwitalla, 1997, S. 105
329 vgl. Glück, 2005, S. 498

Bei allen anderen fand sich keine direkte Anredeform (s. Anhang, Abb. 14, S. 115). Zu prüfen wäre, ob aus der jeweiligen Auswahl eine Aussage über das Respektsverhältnis zulässig ist, weil Anredepronomina als „grammatischer Ort, an dem die Kategorie Respekt im Deutschen wirkt“ [330] gelten, oder ob durch die Vermeidung einer respektvollen Anrede der damit verbundene Formalitätsgrad[331] abgesenkt werden soll. Eine alternative vertrauliche Anrede mit *du* würde nicht den Normen der bestehenden Kommunikationssituation entsprechen.

* Zusammenfassend wurden in der nachfolgenden Tabelle (s. S. 88) die kommunikativen Ziele, die mit den Rollen ärztlicher und pflegerischer medizinischer Mitarbeiter verbunden sind, mit den aus der Analyse resultierenden Merkmalen des konkreten sprachlichen Handelns in Bezug gesetzt. Dabei wurden die einzelnen Gruppen hinsichtlich ihres Potenzials, die kommunikativen Aufgaben zu erfüllen, beurteilt. Beispielsweise erfüllt sich in der zweiten Perspektive, die sich explizit auf das körperliche Empfinden des Patienten richtet, nicht nur der Anspruch, die Abläufe mittels sensorischer Informationen transparent zu machen, sondern in einigen Fällen auch durch die Gestaltung als Frage die Ermutigung, Gefühle zu äußern. Dies ist bei der dritten Perspektive ähnlich gegeben, wurde aber nicht genutzt. In einigen der Sprechakte ist von Implikaturen auszugehen, z.B. kann der Perspektive auf das Ende der Maßnahme auch Trost, sogar Lob implizit sein.

Insgesamt ist festzustellen, dass alle ermittelten Strategien einen Beitrag hinsichtlich der kommunikativen Aufgaben von ärztlichem und Pflegepersonal leisten. Auffällig war, dass die persönliche Ansprache relativ wenig genutzt wurde, ebenso die interrogative Form als rhetorisches Instrument. Im Nachgang wurde erhoben, dass dies nur in sechs Prozent aller Nennungen, hierbei wurden sogar die zweite und dritte Position mit beachtet, der Fall war. Es sind jedoch für tiefer greifende Untersuchungen oder fundierte Aussagen über Angemessenheit oder Rangfolge der Eignung der Strategien weitere Hypothesenbildungen mit entsprechenden Operationalisierungen notwendig.

---

330 vgl. Simon, 2005, S. 2

331 vgl. Simon, 2005, S. 6

Kommunikative Aufgabe / Sprachliche Umsetzung	Dauer bzw. Ende der Prozedur	explizite Schmerzankündigung	implizite Schmerzankündigung	Bezugnahme auf Emotionen	technischer Ablauf	Mitwirkung des Patienten	Lob	Trost explizit	Ablenkung	Erkundung nach dem Befinden	Startmotivation	Vermeidung von Fachlexik	persönliche Ansprache	Betonung der Geringfügigkeit
Informationen zum soziokulturellen Umfeld des Patienten einholen									✓✓	✓✓		✓✓	✓✓	
Trost spenden	✓	✓		✓✓			✓	✓✓		✓		✓✓	✓✓	✓
Loben	✓						✓✓	✓		✓		✓✓	✓✓	
Ermutigung zum Fragenstellen und Gefühleäußern		✓						✓		✓✓		✓✓	✓✓	
Aufmerksamkeit auf den Patienten richten	✓	✓	✓	✓	✓	✓	✓	✓	✓	✓✓	✓✓	✓✓	✓✓	✓
Einfache Sprache verwenden	✓	✓	✓	✓	✓	✓	✓	✓	✓	✓	✓	✓✓	✓✓	✓
Mitarbeit des Patienten fördern		✓	✓	✓	✓	✓✓	✓	✓		✓	✓✓	✓	✓✓	✓
Transparenzmachung der Abläufe: Sensorische Informationen		✓✓	✓✓					✓				✓	✓✓	✓✓
Transparenzmachung der Abläufe: Informationen über medizinisch-pflegerische Maßnahmen	✓		✓		✓✓	✓						✓	✓✓	

Tabelle 3: Gegenüberstellung kommunikativer Ziele und sprachlicher Umsetzung

3.4 Zusammenfassung

Ausgehend davon, dass es im medizinischen System um das Wohlergehen von Menschen geht, wurde die empirische Untersuchung in diesem Bereich angesiedelt und ein Experiment entworfen, welches die Ausführungen des theoretischen Teils veranschaulichen soll. Da es prinzipiell zu den Rollen von ärztlichem und pflegerischem medizinischen Personal gehört, u.a. auch mithilfe entsprechend gestalteter Kommunikation Patienten in ihrem Befinden zu stützen und Stress zu vermeiden, war von Interesse, wie dies verbal umgesetzt wird. Die Realisierung über Sprachaufnahmen erschien kaum durchführbar. Daher wurde ein Sprachkorpus gezielt über eine Priming-Methode erstellt. Anhand der Sprachdaten ließ sich die Vorgehensweise messbar bestätigen.

Das bei den Probanden durch die Karikatur individuell aktivierte semantische Netz gehört offenbar, wie aus den Ergebnissen zu schließen ist, zu einem gesellschaftlich verankerten Handlungsskript „venöse Blutentnahme", ähnlich beispielsweise eines Skriptes „Restaurantbesuch".[332] Es ist davon auszugehen, dass hier ein sprachliches Register zum Tragen kommt. Die in diesem entdeckten verbalen Strategien stellen zunächst Muster des Sprachhandelns dar, die zum Einsatz kommen, um auf spezielle Befindlichkeiten von Patienten in einer Blutentnahmesituation einzuwirken. Die Favorisierung von Perspektiven steht einzig in Beziehung zu den eingenommenen Rollen im medizinischen System. Sie gehen konform mit den kommunikativen Aufgaben, die im Rahmen der Patientenbetreuung zu erfüllen sind. Eine Klassifizierung könnte z.B. in Bezug auf die Eignung für typisches Bewältigungsverhalten, also orientiert an Sensitizern oder Repressoren, erfolgen, müsste jedoch gesondert operationalisiert werden. Auch der Fakt, dass diejenigen, die nicht im medizinischen System involviert sind, eine andere Rangfolge der Strategien bevorzugen, wirft Fragen auf und könnte Folgeuntersuchungen anregen.

Zu schlussfolgern ist, dass die verbalen Strategien im Rahmen bestehender sprachlicher Normen verwendet werden, die durch kommunikative Erfahrungen entstanden sind, d.h. gegenseitige Erwartungshaltungen der Gesprächspartner hätten bei einem Sprachverhalten, das nicht situationsadäquat, also nicht erfolgreich wäre, einen alternativen Sprachgebrauch bewirkt.[333]

[332] vgl. Schwarz/ Chur, 1996, S. 223
[333] vgl. Dittmar, 1997, S. 165

Das bedeutet, dass sich der illokutionäre Akt mit den eingesetzten Mitteln des propositionalen Aktes erfolgreich im perlokutionären Akt vollzieht und sich Patienten also tatsächlich beruhigen lassen. Dies wiederum bedeutet einen Eingriff in deren biologisches System. Im Forschungsausblick wird eine Möglichkeit einer physiologisch messbaren Überprüfung der Sprechakte aufgezeigt.

4 Abschluss

4.1 Diskussion

„Die Kommunikations-Interessen sind der Anlass jeglicher Kommunikationsversuche.“[334] Die Intentionen kommunikativen Handelns sind zum einen allgemeiner Art, eine Mitteilung wird mit dem Ziel gemacht, sich mit einem Kommunikationspartner zu verständigen. Zum anderen verfolgen Sprecher spezielle zu realisierende Interessen, aber nur scheinbar sind diese Interessen individuellen Ursprungs. Wie gezeigt werden konnte, handeln Individuen sprachlich aufgrund der jeweiligen Rolle, die sie im aktuellen Kommunikationsakt einnehmen. Auf diese Weise werden über die entsprechenden Teilsysteme die Systeme der Gesellschaft gestützt und es kann zu deren weiterer Ausdifferenzierung beigetragen werden, denn „alle sozialen Strukturen sind letztlich Verhaltenserwartungen, [...].“ [335] Gleichzeitig beeinflusst das sprachliche Handeln die biologischen Systeme der beteiligten Partner. Für nachfolgende Kommunikationen entsteht so ein neuer Ausgangspunkt.

In den Darstellungen wurde der Bogen von gesellschaftlichen zu körperlichen Prozessen gespannt und die Frage nach der gegenseitigen Bedingtheit der Abläufe aufgeworfen, um den Stellenwert der physiologischen Komponente von Kommunikation zu betonen. Sprache als das Medium der Kommunikation, das die Operationen psychischer und sozialer Systeme strukturiert, entwickelt sich in wechselseitigen Abhängigkeiten von Sprachgebrauch, Sprachsystem und gesellschaftlichen Bedürfnissen bzw. Erfordernissen und Traditionen. Deshalb sind entsprechende Rückbezüge möglich und zulässig.

Wenn nun für Stresserkrankungen gesellschaftliche Ursachen angenommen werden, ergibt sich schlüssig im Luhmann'schen Sinne daraus, dass Kommunikation indirekt oder direkt die Ursache darstellt. Daher ist es folgerichtig, Kommunikationssituationen und Sprachgebrauch zu analysieren. Die Beispielsituation im empirischen Teil beschäftigt sich zwar nicht speziell mit vorliegenden Stresserkrankungen, zumindest besteht aber für die Patienten eine Konstellation, in der grundsätzlich von einem höheren Stresslevel ausgegangen werden muss.

Die Situation der venösen Blutentnahme birgt ein zusätzliches Potenzial an Stressoren. Es konnte in der Arbeit nicht nur gezeigt werden, dass mithilfe sprachlicher Strategien

[334] Burkart, 2002, S. 27
[335] Luhmann, 2005 c, S. 255

versucht wird, darauf einzugehen und so Stress zu reduzieren, sondern auch, dass es sich um tradierte Muster handelt. Einerseits basieren diese auf erfolgreichem Sprachhandeln, andererseits geht aber aus den Ausführungen zur Sprachverarbeitung und dem Beleg durch die beschriebene Schmerzstudie hervor, dass das Sprachhandeln offenbar nicht optimal verläuft. Die Transparenzmachung von Abläufen zwecks Erhalt von Selbstwert und Kontrolle der Patienten muss in Perspektivierung und Wortwahl so erfolgen, dass nicht problematische Konzepte aktiviert werden, die Stress eher verstärken würden.

Anhand des gewählten Beispiels konnten die Auswirkungen sprachlichen Handelns auf körperliche Prozesse veranschaulicht werden. Eine Überprüfung in anderen Systemen erscheint vor diesem Hintergrund notwendig. Gelänge eine Optimierung schon in kleinen Bereichen, hätte dies Folgen für Anschlusskommunikationen. So würden dann z.B. Entscheidungsprozesse unter anderem Vorzeichen geführt werden.

4.2 Forschungsausblick

Im Ergebnis der Arbeit eröffnen sich eine Reihe neuer Fragen, sodass damit eine Basis für weitere Forschungen gelegt werden konnte. So ist denkbar, dass das Sprachkorpus für überregional angelegte sprachwissenschaftliche Untersuchungen als Vergleichsbasis dient, dass es als Ausgangspunkt für diachrone Forschungsinteressen genutzt wird oder auch im Rahmen fortführender synchroner Ansätze.

Neben diesem sprachwissenschaftlichen Impuls wurde ein Beitrag zur Stressforschung geleistet. In dem Zusammenhang soll folgendes Experiment vorgeschlagen werden:

Eine Auswahlgruppe von Medizinern oder Pflegepersonal, welche mit venösen Blutabnahmen befasst sind, führt nacheinander zwei Versuchsreihen durch. Während der ersten Reihe wird sprachlich wie gewohnt gehandelt, dabei werden zusätzlich zu dem ohnehin zu erhebenden Laborbefund Stresswerte des Patienten bestimmt. Bei mentalem Stress und Angst ist z.B. speziell mit einem erhöhten Noradrenalin-Wert zu rechnen, noch aussagefähiger ist das Verhältnis zwischen Adrenalin und Noradrenalin.[336]

---

[336] vgl. website Schiedek, 2003, S. 21 f.

Pro Therapeut würde sich ein durchschnittlicher Stresswert für seine Patientengruppe ergeben, welche die Vergleichsgrundlage für die zweite Versuchsreihe bildet. Bevor diese startet, werden die Therapeuten geschult und sollen dann mit einem optimierten sprachlichen Handeln, zu dessen Planung die Ergebnisse dieser Arbeit beitragen können, auf ihre Patienten eingehen. Es ist zu erwarten, dass sich der Durchschnittswert der zweiten Gruppe verbessert. Da die behandelnden Personen nur den Sprachgebrauch ändern, para- und nonverbale Elemente also in beiden Reihen in gleichem Maß zum Tragen kommen, werden diese kontrolliert, sodass die Ergebnisse auf das Sprachmaterial zu beziehen sind und deutlich wird, dass dieses direkten Einfluss auf körperliche Vorgänge nimmt.
Ein negatives Szenario, in dem Personen mittels bestimmten Sprachgebrauchs unter Stress gesetzt werden, wäre sicherlich eindrucksvoller nachzuweisen, erscheint ethisch in diesem Kontext aber nicht angemessen. Der aber verdeutlicht den gesellschaftlichen Bezug und den Stellenwert der körperlichen Beeinflussung durch Sprache besonders gut.

Zu wünschen ist, dass die Arbeit auch für die medizinische Kommunikationsforschung und Pflegeforschung anregende Aspekte beinhaltet, denn wenn man bedenkt, dass die Gesprächszeit bei einer Visite ebenfalls etwa drei bis vier Minuten pro Patient beträgt und in dieser Zeit umfangreiche kommunikative Aufgaben getätigt werden müssen, die aber nur zum geringen Teil in direkter Interaktion mit dem Patienten erfolgen,[337] ergibt sich in der Situation der venösen Blutabnahme ein Zeitpotenzial, das für den gezielten kommunikativen Umgang mit dem Patienten genutzt werden könnte.
In der Psychologie könnte die unterschiedliche Rangfolge der Strategiewahl in den verschiedenen Berufsgruppen möglicherweise ein Forschungsinteresse wecken.

4.3 Conclusio

Es konnte gezeigt werden, dass gesellschaftliche Prozesse durch Kommunikation und damit durch Sprache getragen sind, dass sie sich kognitiv auswirken und über diesen Weg physiologisch wirksam werden. Sie beeinflussen Wahrnehmungs- und Gedächtnisfunktionen, die für Anschlusskommunikationen zur Verfügung stehen müssen. Sprach-

---

[337] vgl. Rockenbauch/ Decker/ Stöbel-Richter, 2006, S. 180 ff.

liches Handeln ist immer in konkrete soziale Prozesse integriert und daher erst im Kontext zu beurteilen. Deshalb sind je die gesellschaftliche und die individuelle Perspektive einzunehmen. Die individuelle Perspektive meint das Verhältnis der beiden Kommunikationspartner zueinander. Ihre Beziehung engt die Bandbreite möglicher Sprechakte ein, da individuelles kommunikatives Handeln durch soziale Positionen bestimmt wird. Diese wiederum bedingen nicht nur die Qualität der Kommunikationssituation, sondern auch die Erwartungshaltung, die in Bezug auf ein Gegenüber besteht.[338] Die so angesprochenen wechselseitigen Erwartungen und existierenden Wert- und Normgefüge markieren den Übergang zur gesellschaftlichen Perspektive von Kommunikation. Erst infolge der wechselseitigen Erwartungen wird die eigentliche Kommunikationssituation definiert und erst dadurch wird es möglich, „Sprechakte zu setzen, die dieser Situation angemessen erscheinen."[339]
Da es Idiolekte sind, die als Auslöser für sprachlichen Wandel gelten, wird deutlich, dass mit einem Eingriff an dieser Stelle, beispielsweise über eine Veränderung von Sprechakten und die Art des Sprachgebrauchs, Dominoeffekte auszulösen wären, indem sich Erwartungshaltungen verändern würden, auf Wert- und Normgefüge eingewirkt werden würde bis hin zu Wirkungen auf gesellschaftliche Systeme, was sich letztendlich wieder in der Sprache abbilden würde.
Es erscheint zwingend, dass der Bedeutung des Sprachhandelns in einer Gesellschaft im Zusammenhang mit der Gesundung oder Gesunderhaltung ihrer Mitglieder ein hoher Stellenwert beizumessen ist. Die Überlegung, ob sich sprachliches Handeln präventiv gestalten ließe, wäre mit einem klaren Ja zu beantworten.

Damit erfüllt sich das Hauptanliegen der Untersuchung, die Bedeutung einer somatischen Komponente von Kommunikation herauszuarbeiten.

[338] Burkart, 2002, S. 117
[339] Burkart, 2002, S. 118

5 Anhang

5.1 Fragebogen

1. Altersgruppe

- ☐ unter 20 Jahre
- ☐ 20- 30 Jahre
- ☐ 30- 40 Jahre
- ☐ 40- 50 Jahre
- ☐ 50- 60 Jahre
- ☐ über 60 Jahre

2. Geschlecht

- ☐ männlich
- ☐ weiblich

3. Welcher beruflichen Gruppe fühlen Sie sich zugehörig?

----

4. Auch wenn Sie Hochdeutsch sprechen: Welchem Bundesland würden Sie Ihre Umgangssprache bzw. Ihre persönliche Aussprache am ehesten zuordnen?

☐	Baden-Württemberg	☐	Niedersachsen
☐	Bayern	☐	Nordrhein-Westfalen
☐	Berlin	☐	Rheinland-Pfalz
☐	Brandenburg	☐	Saarland
☐	Bremen	☐	Sachsen
☐	Hamburg	☐	Sachsen-Anhalt
☐	Hessen	☐	Schleswig-Holstein
☐	Mecklenburg/Vorpommern	☐	Thüringen

Bitte wenden Sie nun den Fragebogen.

5. Was sagt die behandelnde Person in dieser Situation?
   Notieren Sie bitte zügig die Worte, die Ihnen spontan einfallen.

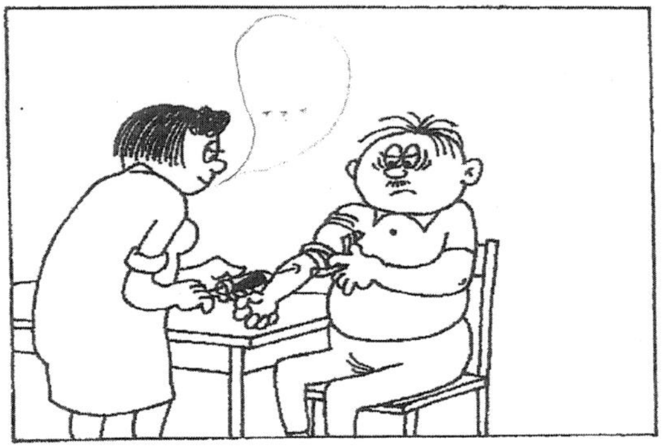

----

6. Welches Gefühl drückt die Mimik des Patienten am ehesten aus?

   ☐ Freude ☐ Ärger ☐ Ekel
   ☐ Trauer ☐ Überraschung ☐ Angst/Furcht

7. Ist Ihnen diese Situation aus persönlichem Erleben bekannt?

   ☐ ja (als Patient ☐ oder/und als Angehöriger des medizinisches Personals ☐)
   ☐ nein

8. Platz für zusätzliche Bemerkungen
   (Gibt es beispielsweise Unterschiede zum realen Leben oder wären andere Worte angemessener?)

Herzlichen Dank für Ihre Mitarbeit!

5.2 Kodieranweisungen

A. <u>Berufliche Gruppe</u>

1 Personen, die nicht zum medizinischen System gehören
2 Ärzte (inklusive Ärzte in Ausbildung)
3 Pflegekräfte (inklusive mittleres medizinisches Personal)
4 Pflegeschüler, 3. Ausbildungsjahr
5 Pflegeschüler, 1. Ausbildungsjahr

B. <u>Altersgruppe</u>

1 unter 20 Jahre
2 20 bis 29 Jahre
3 30 bis 39 Jahre
4 40 bis 49 Jahre
5 50 bis 59 Jahre
6 ab 60 Jahre

C. <u>Geschlecht</u>

1 männlich
2 weiblich

D. <u>Dialektale Zuordnung</u>

1 Mecklenburg/Vorpommern
2 Andere
3 indifferente Angaben, z.B. Mehrfachnennungen

E. <u>Sprachproduktion</u>

E.a. Verwendbarkeit des Sprachmaterials für die Untersuchung

1 Die Sprachproduktion entspricht der Aufgabenstellung, d.h. der behandelnden Person kann bei Beachtung semantischer Korrektheit vor dem Hintergrund Grice'scher Konversationsmaximen das Sprachmaterial zugeordnet werden.
2 Die Aufgabe wurde offenbar falsch verstanden, sodass die Worte an Stelle der <u>behandelnden</u> Person der <u>behandelten</u> Person in den Mund gelegt wurden oder es wurde Gedankengut der behandelten Person wiedergegeben.
3 Es erfolgte eine Beschreibung der Situation auf der Metaebene.
4 Es liegt kein Sprachmaterial vor.

Wenn mit 1 kodiert wurde, weiter mit Punkt E. b., ansonsten beenden und weiter mit Punkt F.

E.b. Kriterien für mündlichen Sprachgebrauch

1 ja
2 nein

Kodiert wird bei der Analyse des Sprachmaterials, ob die Ausdrücke Kriterien für mündlichen Sprachgebrauch enthalten (z.B. Ellipsen, Gliederungspartikel, Modalpartikel, Interjektionen, Deiktika)

E.c. Art der verbalen Strategie (Was steht im Fokus, d.h. welche Perspektive nimmt der Sprecher ein und wo liegt sein Interessenschwerpunkt?)

01 Ende oder Dauer der Prozedur (z.B. *gleich vorbei, geht ganz schnell*)
02 Sensorische Information, explizit (z.B. *weh tun)*
03 Sensorische Information, implizit (z.B. *pieksen)*
04 Bezugnahme auf die Emotion des Patienten (z.B. *Angst haben)*
05 Erklärungen zum technischen Ablauf (z.B. *ich nehme Blut ab*)
06 Zielend auf die Mitwirkung des Patienten (z.B. *bitte stillhalten*)
07 Äußerung von Lob (z.B. *das machen Sie gut*)
08 Spenden von Trost, explizit (z.B. *nicht so schlimm*)
09 Ablenkung (z.B. *was macht ihre Frau?)*
10 Erkundigung nach dem Befinden (z.B. *wie geht's?)*
11 Startmotivation (z.B. *dann woll wir mal*)
12 Anderes

Segmentiert werden semantische Sinneinheiten, bei Mehrfachnennungen wird bis zur dritten Einheit erfasst.

E.d. Wahl der Anrede

1 indefinit (Vermeidung einer direkten Ansprache)
2 persönlich (Verwendung von Personalpronomina, Ansprache des Patienten mit Namen)
3 medizinischer Plural (sogenannter Krankenschwesternplural, z.B. *wir nehmen jetzt einmal Blut ab*)

F. <u>Emotionale Zuordnung</u>

1 Freude
2 Ärger
3 Ekel
4 Trauer
5 Überraschung
6 Angst/Furcht
7 Andere oder Mehrfachnennungen

G. persönliches Erleben

1 ja, als Patient
2 ja, als Angehöriger des medizinischen Personals
3 ja, als Patient **und** als Angehöriger des medizinischen Personals
4 nein
5 ja, undifferenzierte Antwort

H. Zusatzbemerkungen

Hier erfolgt eine qualitative Auswertung, eine Kodierung ist nicht notwendig.

5.3 Urliste

lfd. Nr.	**A.** Altersgruppe	**B.** Geschlecht	**C.** Berufsgruppe	**D.** dialektale Zugehörigkeit	**E.** Erfassung des Sprachmaterials in zitierender Form	**E. a** Sprachmaterial	**E. b** Kriterien für mdl. Kommunikation	**E. c 1** Art der Strategie 1. Position	**E. c 2** Art der Strategie 2. Position	**E. c 3** Art der Strategie 3. Position	**E. d** Beziehung	**F.** Emotionale Zuordnung	**G.** Erleben	zusätzliche Bemerkungen
163	3	2	1	2	Gleich geschafft, nur eine kleine Spritze, am besten gar nicht hingucken, schönes Wetter. So, fertig. War doch gar nicht schlimm	1	1	01	05	06	1	7	1	meistens habe ich nur sehr nette, fürsorgliche Blut-Abnehmer (meistens weiblich) getroffen
205	3	1	2	2	ist gleich vorbei	1	1	01			1	6	5	
209	4	2	2	2	"Ich hab´s gleich"	1	1	01			2	2	2	
210	4	1	2	2	Bin gleich fertig, läuft gut, still halten, kurzer Pieks Was macht Ihre Frau?	1	1	01	07	06	2	7	5	
217	2	1	2	1	Es ist gleich geschafft	1	1	01			1	2	5	
221	3	2	2	2	Ist gleich fertig.	1	1	01			1	6	2	
233	2	2	2	2	gleich geschafft,	1	1	01			1	6	3	sicher, ablenkende, aufbauende Worte
301	2	1	3	2	So, das geht auch ganz schnell und tut garnicht weh!!	1	1	01	02		1	2	2	
319	2	2	3	1	Gleich geschafft! Sie waren sehr tapfer!	1	1	01	07		2	7	3	
408	2	2	4	1	Das Schlimmste haben Sie geschafft, jetzt ist es fast vorbei. einen Moment noch.	1	1	01	01	01	2	6	3	
411	1	2	4	1	Sie haben es fast geschafft, das schlimmste haben sie hinter sich. Die Nadel ist drin und nun ist es gleich vorbei	1	1	01	01	05	2	2	2	
421	2	2	4	3	Es ist gleich vorbei & sie können dann wieder Ihre Augen auf machen	1	1	01	06		2	6	2	Man muss erst den Pat. überreden eh man Blut abnimmt.
423	2	2	4	2	"Die Blutentnahme ist gleich beendet, sie haben es gleich geschafft!"	1	1	01	01		2	2	3	
501	2	2	5	1	"Einen Moment noch, es wird gleich piecksen, dann sind sie auch gleich erlöst"	1	1	01	03	01	2	3	4	
522	2	2	5	1	"Gleich geschafft Herr Maier, das tut gaaar nicht weh!"	1	1	01	02		2	2	3	

lfd. Nr.	A. Altersgruppe	B. Geschlecht	C. Berufsgruppe	D. dialektale Zugehörigkeit	E. Erfassung des Sprachmaterials in zitierender Form	E. a Sprachmaterial	E. b Kriterien für mdl. Kommunikation	E. c 1 Art der Strategie 1. Position	E. c 2 Art der Strategie 2. Position	E. c 3 Art der Strategie 3. Position	E. d Beziehung	F. Emotionale Zuordnung	G. Erleben	zusätzliche Bemerkungen
108	6	2	1	2	es tut nicht weh	1	1	02			1	6	1	nein
110	6	2	1	1	¯ut es auch nicht weh?	1	1	02			1	6	4	Männer sind ängstlicher veranlagt!
115	6	2	1	2	Das tut doch nicht weh	1	1	02			1	6	1	Es gibt keine Unterschiede!
116	6	2	1	2	es tut nicht weh!	1	1	02			1	6	1	Beruhigung ist immer gut!
119	6	1	1	2	tut nicht weh	1	1	02			1	6	1	
122	5	2	1	1	tut das weh?	1	1	02			1	6	1	nein es gibt keine Unterschiede
123	6	2	3	1	'Tut es weh"?	1	1	02			1	6	1	
136	4	1	1	2	Es tut jetzt kurz ein bißchen weh.	1	1	02			1	6	1	
137	5	2	1	1	Es tut gar nicht weh!	1	1	02			1	6	1	
140	3	2	1	1	'Es wird auch nicht weh tun"	1	1	02			1	2	1	
144	3	2	1	2	Tut gar nicht weh!	1	1	02			1	6	1	
145	3	2	1	1	Ach, das wird schon nicht weh tun. Das machen Sie gut. So und jetzt die Faust wieder aufmachen	1	1	02	07	06	2	6	1	
147	5	2	1	2	tut das weh	1	1	02			1	6	1	
149	4	2	1	3	Das tut jetzt nicht weh!	1	1	02			1	6	1	
152	1	1	1	1	Tut es weh?	1	1	02			1	6	1	
157	6	2	1	1	es tut nicht weh!	1	1	02			1	6	1	
211	2	2	2	2	Es wird jetzt kurz weh tun. Bitte halten Sie den Arm still.	1	1	02	06		2	2	5	
213	6	2	2	2	Tut weh?	1	1	02			1	3	4	nein
304	2	1	3	1	Es kann jetzt kurz schmerzen, weil ich Ihnen Blut abnehmen muss!	1	1	02	05		2	2	2	
306	2	2	3	1	Es tut sehr weh aber diese Spritze ist wichtig für Sie. Mir würde das auch weh tun. Sie haben es gleich geschafft.	1	1	02	05	02	2	6	3	
310	3	2	3	1	es ist unangenehm	1	1	02			1	6	3	

lfd. Nr.	A. Altersgruppe	B. Geschlecht	C. Berufsgruppe	D. dialektale Zugehörigkeit	E. Erfassung des Sprachmaterials in zitierender Form	E. a Sprachmaterial	E. b Kriterien für mdl. Kommunikation	E. c 1 Art der Strategie 1. Position	E. c 2 Art der Strategie 2. Position	E. c 3 Art der Strategie 3. Position	E. d Beziehung	F. Emotionale Zuordnung	G. Erleben	zusätzliche Bemerkungen
404	2	2	4	2	Es kann jetzt ein bisschen wehtun, wenn ich die Nadel einführe	1	1	02	05		2	2	2	
503	1	2	5	1	Es wird nicht weh tun	1	1	02			1	2	4	
538	5	2	1	1	Es tut auch gar nicht weh	1	1	02			1	6	5	
105	5	2	1	1	Jetzt pieckst es mal ein wenig	1	1	03			1	3	1	Ich selber habe keine Angst vor Spritzen
112	6	2	1	1	Ein kleiner Pieks nur	1	1	03			1	5	1	
118	5	2	1	1	Es piekt jetzt mal ein klein wenig	1	1	03			1	2	1	
128	3	2	1	1	spieckst nur kurz, gleich fertig	1	1	03	01		1	6	1	
132	5	2	1	1	Nur ein kleiner Piecks!	1	1	03			1	6	1	
142	3	1	1	1	Es pieckst jetzt gleich ein	1	1	03			1	6	1	
150	5	2	1	2	"nur ein kleiner Pieks."	1	1	03			1	6	1	ja, etwas Kleinkindsprache- "entmündigter Patient" = Abhängigkeitsverhältnis. Angemessene Aufklärung wäre besser.
155	6	1	1	2	kleiner Pieks, tut gar nicht weh, ist gleich vorbei	1	1	03	02	01	1	7	1	
201	2	2	2	2	Es piekst jetzt mal	1	1	03			1	6	2	
202	3	1	2	2	Jetzt sticht es!	1	1	03			1	2	3	
203	2	2	2	2	"Es pieckt jetzt mal"	1	1	03			1	2	4	
206	4	1	2	2	Es gibt jetzt einen kleinen Stich	1	1	03			1	6	2	
207	2	2	2	2	Vorsicht, es piekst mal kurz.	1	1	03			1	2	3	
212	3	2	2	2	Gleich piekst es mal	1	1	03			1	6	3	es gab kürzlich eine Studie, laut der die Patienten weniger Schmerz empfinden, wenn sie nicht auf den Pieks hingewiesen werden. Also nicht warnen!

lfd. Nr.	A. Altersgruppe	B. Geschlecht	C. Berufsgruppe	D. dialektale Zugehörigkeit	E. Erfassung des Sprachmaterials in zitierender Form	E. a Sprachmaterial	E. b Kriterien für mdl. Kommunikation	E. c 1 Art der Strategie 1. Position	E. c 2 Art der Strategie 2. Position	E. c 3 Art der Strategie 3. Position	E. d Beziehung	F. Emotionale Zuordnung	G. Erleben	zusätzliche Bemerkungen
214	2	2	2	1	Es piekt mal kurz	1	1	03			1	6	2	
216	3	1	2	2	Es gibt jetzt einen Stich, es kann wehtun.	1	1	03	02		1	6	2	
218	2	2	2	2	Das piekst kurz und gleich haben Sie es überstanden	1	1	03	01		2	6	3	
220	3	1	2	1	Jetzt pickt es.	1	1	03			1	6	2	
222	2	2	2	2	Es piekst mal kurz	1	1	03			1	6	3	
224	4	1	2	1	sticht gleich	1	1	03			1	6	3	
226	3	1	2	2	Jetzt wird es kurz pieken.	1	1	03			1	6	5	
227	3	2	2	2	"Gibt mal ein kleinen Pieks"	1	1	03			1	2	5	
229	2	2	2	2	"Nur ein kleiner Piks, dann ist es vorbei"	1	1	03	01		1	3	2	
230	3	2	2	2	Das gibt jetzt einen kleinen Pieks, nicht erschrecken!	1	1	03	04		1	6	3	eigentl. Sollte man das anders sagen (Nocebo- Effekt oder so), bin mir aber unsicher, wie.
232	2	2	2	1	Jetzt piekt´s!	1	1	03			1	6	5	
303	2	2	3	1	"Jetzt gibt´s mal einen kleinen Pieks."	1	1	03			1	2	2	
307	2	2	3	1	Es gibt jetzt mal einen kleinen Piks, bitte erschrecken Sie sich nicht. Es ist gleich vorbei. Sie machen das gut.	1	1	03	04	01	2	6	2	Ja, viele vom Personal sind nicht so einfühlsam.
312	2	2	3	1	Jetzt gibt es mal einen kleinen piecks, tut auch gar nicht weh	1	1	03	02		1	6	2	
313	2	1	3	1	es pieckt mal	1	1	03			1	5	3	in ein belangloses Gespräch verwickeln (Ablenkung)
317	4	2	3	1	jetzt pieckt es mal	1	1	03			1	6	4	nein
318	2	2	3	2	Es gibt jetzt einen kleinen Picks.	1	1	03			1	6	2	
320	2	2	3	1	piecks	1	1	03			1	6	3	
321	2	2	3	1	"Es piekt ein wenig. Ist gleich vorbei."	1	1	03	01		1	6	3	
322	2	2	3	1	"Es pieckt mal"	1	1	03			1	6	3	
323	2	2	3	1	Es pieckst einmal, bitte stillhalten!	1	1	03	06		1	6	2	

lfd. Nr.	A. Alters⍰gruppe	B. Geschlecht	C. Berufsgrup⍰pe	D. dialektale Zugehörigkeit	E. Erfassung des Sprachmaterials in zitierender Form	E. a Sprachmaterial	E. b Kriterien für mdl. Kommunikation	E. c 1 Art der Strategie 1. Position	E. c 2 Art der Strategie 2. Position	E. c 3 Art der Strategie 3. Position	E. d Beziehung	F. Emotionale Zuordnung	G. Erleben	zusätzliche Bemerkungen
326	4	2	3	2	Vorsicht es pieckst	1	1	03			1	2	3	
401	1	2	4	1	Und es pickt jetzt einmal kurz, es ist gleich geschafft	1	1	03	01		1	6	3	
402	2	2	4	1	"Jetzt könnte es gleich ein bisschen pieken."	1	1	03			1	2	3	
403	2	1	4	1	Achtung, nun gibt es einen kleinen Pieks.	1	1	03			1	2	2	
405	2	2	4	1	jetzt gibt es einen kleinen Stich, nicht erschrecken, wenn Ihnen übel wird sagen Sie mir sofort bescheid	1	1	03	04	06	2	2	3	
407	1	2	4	1	Es sticht mal kurz.	1	1	03			1	6	2	
414	2	2	4	1	So Herr Meyer jetzt piekt es einmal.	1	1	03			2	2	2	Nein Unterschiede gibt es kaum.
416	2	1	4	1	Jetzt spüren Sie ein leichtes Druckgefühl während ich das AM injeziere	1	1	03	05		2	6	5	
417	2	1	4	1	es pieckt einmal kurz, und könnte wehtun	1	1	03	02		1	6	1	
419	2	1	4	1	Achtung! Herr Meyer ich picke mal kurz	1	1	03			2	6	2	
420	2	1	4	1	Achtung! Jetzt piekt es mal kurz!	1	1	03			1	2	2	
429	1	2	4	1	Es pieckt mal kurz.	1	1	03			1	6	5	
432	1	1	4	1	Es piekt gleich etwas, ich möchte nur Blut bei ihnen abnehmen.	1	1	03	05		2	2	3	
437	2	2	4	1	Achtung es pikt, es läuft sehr gut, gleich geschafft	1	1	03	07	01	1	2	1	
438	1	2	4	1	Jetzt gibt's einen kleinen Pieks, nicht erschrecken.	1	1	03	04		1	6	3	
439	2	2	4	1	So, es gibt einen kleinen Pick jetzt!	1	1	03			1	6	3	
440	2	2	4	2	Jetzt pieckst es kurz.	1	1	03			1	6	4	
441	2	2	4	1	es piekt mal kurz	1	1	03			1	6	3	
442	2	2	4	1	So, es pieckt einmal	1	1	03			1	3	2	
443	2	2	4	2	So, piekt mal kurz!	1	1	03			1	3	1	So, es könnte mal kurz ein bisschen unangenehm werden.
506	2	1	5	2	Es piekst jetzt ein wenig	1	1	03			1	2	1	
508	1	2	5	1	Das könnte kurz piecken, ist aber gleich vorbei	1	1	03	01		1	2	4	
509	3	2	5	2	Achtung, das könnte jetzt kurz piecken!	1	1	03			1	6	4	nein

lfd. Nr.	A. Altersgruppe	B. Geschlecht	C. Berufsgruppe	D. dialektale Zugehörigkeit	E. Erfassung des Sprachmaterials in zitierender Form	E. a Sprachmaterial	E. b Kriterien für mdl. Kommunikation	E. c 1 Art der Strategie 1. Position	E. c 2 Art der Strategie 2. Position	E. c 3 Art der Strategie 3. Position	E. d Beziehung	F. Emotionale Zuordnung	G. Erleben	zusätzliche Bemerkungen
510	2	2	5	1	kann jetzt mal ein klein wenig brennen	1	1	03			1	6	4	
511	1	1	5	3	"Achtung, piekt mal!" "So, fast geschafft." "War gar nicht so schlimm, hmm?"	1	1	03	01	08	1	2	3	Nicht alle Patienten schauen so verärgert. Viele sind eher gutmütig leidend.
515	1	2	5	1	Es wird ein wenig pieksen. Sie brauchen keine Angst zu haben.	1	1	03	04		2	2	1	
518	2	1	5	1	es gibt mal ´nen kleinen Piks	1	1	03			1	2	2	geht ganz schnell
520	1	2	5	1	Aufpassen, es wird gleich ein bisschen pieksen, erschrecken Sie sich nicht!	1	1	03	04		2	2	3	Umgangssprache verwendet im Umgang mit Patient
523	2	1	5	1	Das piekt jetzt kurz.	1	1	03			1	7	4	
524	2	2	5	2	So Herr Meyer jetzt piekst es mal ganz kurz! Sehen Sie das wars schon..	1	1	03	01		2	3	1	
528	1	2	5	2	Das kann jetzt mal kurz ein wenig stechen, Herr Meier, aber sie werden es kaum merken.	1	1	03	02		2	2	3	
107	6	2	1	1	Keine Angst Sie bekommen nur 1 Spritze	1	1	04	05		2	6	1	nein
117	6	1	1	1	Sie brauchen keine Angst haben. Es tut nicht weh.	1	1	04	02		2	6	1	
135	4	2	1	1	Keine Angst	1	1	04			1	6	1	
139	5	2	1	1	Sie brauchen keine Angst haben.	1	1	04			2	6	2	
148	3	2	1	1	So, nicht erschrecken, jetzt gibt es einen kleinen Pieks.	1	1	04	03		1	6	1	
153	2	2	1	1	Keine Angst, es wird nicht wehtun	1	1	04	02		1	6	1	
219	4	2	2	1	Keine Angst, bin gleich fertig!	1	1	04	01		1	6	3	
228	2	2	2	2	vorsicht, nicht erschrecken, es gibt einen kleinen Stich	1	1	04	03		1	2	3	
234	1	2	2	2	"Achtung, erschrecken Sie nicht. Ich werde Blut abnehmen."	1	1	04	05		2	6	1	
235	2	1	2	2	Keine Angst, Herr ???, es geht nur um Ihr Wohl, auch wenn es kurz wehtut	1	1	04	11	02	2	6	4	

lfd. Nr.	A. Alters?gruppe	B. Geschlecht	C. Berufsgrup?pe	D. dialektale Zugehörigkeit	E. Erfassung des Sprachmaterials in zitierender Form	E. a Sprachmaterial	E. b Kriterien für mdl. Kommunikation	E. c 1 Art der Strategie 1. Position	E. c 2 Art der Strategie 2. Position	E. c 3 Art der Strategie 3. Position	E. d Beziehung	F. Emotionale Zuordnung	G. Erleben	zusätzliche Bemerkungen
305	3	2	3	1	keine Angst, es pieckt nur kurz	1	1	04	03		1	6	1	
308	3	2	3	1	keine Angst, sie haben es gleich geschafft	1	1	04	01		2	6	2	
314	3	2	3	1	keine Angst das tut nicht weh!	1	1	04	02		1	6	1	
415	1	2	4	2	Sie brauchen keine Angst haben. Jetzt piekst es einmal.	1	1	04	03		2	2	3	
505	1	2	5	2	Haben sie keine Angst, Herr Meier, das geht ganz schnell und tut auch gar nicht weh.	1	1	04	01	02	2	2	4	
507	1	2	5	1	keine Angst, es ist gleich vorbei	1	1	04	01		1	2	4	
512	1	2	5	1	Keine Sorge, das piekt nur kurz	1	1	04	03		1	6	4	
534	2	2	5	2	schön ruhig bleiben, es ist gleich vorbei	1	1	04	01		1	2	1	Es hilft manchmal über etwas ganz anderes zu reden um den Patienten abzulenken
535	2	2	5	2	Haben Sie keine Angst. Es gibt jetzt nur einen kleinen Pieks.	1	1	04	03		2	6	1	
536	1	2	5	3	Herr xy sie brauchen keine Angst zu haben. Es gibt nur einen kleinen Piks und dann ist es schon vorbei.	1	1	04	03	01	2	6	1	gibt auch unfreundliche Schwestern/ Pfleger
208	2	1	2	2	Es gibt jetzt eine Spritze, tut nur kurz weh, ist aber nicht schlimm!	1	1	05	02	08	1	6	2	Die Neigung zu Floskeln ist groß.
406	2	1	4	2	Ich nehme jetzt bei Ihnen Blut ab.	1	1	05			2	2	2	
418	2	1	4	1	Wir nehmen jetzt einmal Blut ab und denn haben sie es schon geschafft.	1	1	05	01		3	2	3	
424	2	2	4	1	"Einmal Blut abnehmen, ein kleiner Picks das tut nicht weh."	1	1	05	03	02	1	6	3	
430	2	2	4	1	Ich nehme Ihnen jetzt Blut ab. Es piekt mal kurz, aber Sie haben es gleich geschafft.	1	1	05	03	01	2	6	2	
431	2	2	4	1	So Herr...ich nehme ihnen jetzt das Blut ab, es kann kurz pieken.	1	1	05	03		2	6	2	

lfd. Nr.	A. Altersgruppe	B. Geschlecht	C. Berufsgruppe	D. dialektale Zugehörigkeit	E. Erfassung des Sprachmaterials in zitierender Form	E. a Sprachmaterial	E. b Kriterien für mdl. Kommunikation	E. c 1 Art der Strategie 1. Position	E. c 2 Art der Strategie 2. Position	E. c 3 Art der Strategie 3. Position	E. d Beziehung	F. Emotionale Zuordnung	G. Erleben	zusätzliche Bemerkungen
502	1	2	5	1	Ich werde Ihnen nun das Blut abnehmen, es dauert nicht lange, Sie haben es gleich geschafft.	1	1	05	01	01	2	2	1	
513	1	2	5	3	Ich führe jetzt die Nadel in die Haut es könnte ein wenig wehtun.	1	1	05	02		2	6	1	Die Worte sind total angemessen.
537	1	2	5	1	Herr..ich gebe ihnen jetzt eine Spritze und gibt einen kleinen Pieks der kurz wehtun kann	1	1	05	03	02	2	6	1	
104	6	1	1	1	Arm frei machen	1	2	06			1	6	1	
109	6	2	1	1	Arme hoch krempeln, es gibt eine Spritze	1	2	06	05		1	6	1	
138	4	2	1	1	Vorsichtig Bitte!	1	1	06			1	6	1	
141	3	2	1	1	Bitte den Arm still halten u. eine Faust machen.	1	2	06	06		1	6	1	
151	4	2	1	1	Nicht in Ohnmacht fallen. Ich werde bald fertig sein	1	1	06	01		2	6	1	
160	6	2	3	2	Bitte stillhalten- es tut nicht weh!	1	1	06	02		1	6	3	
302	3	2	3	1	Jetzt schön still halten und es piekst kurz!	1	1	06	03		1	6	5	
504	1	1	5	1	Den Arm ruhig halten es wird kurz stechen, haben sie keine Angst	1	1	06	03	04	2	2	4	
516	1	2	5	1	Und jetzt bitte einmal still halten, es piekt nun ein kleines bisschen.	1	1	06	03		1	2	4	
539	5	2	1	1	Bitte stillhalten, es wird ein wenig "piecksen".	1	1	06	03		1	6	1	
131	6	2	1	1	gute Vene, klappt	1	1	07			1	6	1	
225	4	1	2	2	Das machen Sie sehr gut- gleich ist es geschafft	1	1	07	01		2	6	2	
101	6	2	1	1	Na, nicht so schlimm!	1	1	08			1	6	1	
223	4	1	2	1	Was machen Sie beruflich?	1	1	09			2	2	4	
162	6	1	1	2	wie geht's	1	1	10			1	6	4	
133	6	2	1	1	Na dann wolln wir mal. Tut auch nicht weh	1	1	11	02		3	6	4	
426	2	1	4	1	So, dann wollen wir mal, ist doch garnicht so schlimm, sie sind doch ein Mann	1	1	11	08	12	3	2	2	
113	6	2	1	1	Mano, ist das alles?	1	1	12			1	6	1	
120	6	2	1	3	eine kleine Spende gefällig?	1	2	12			1	6	1	
325	4	2	3	2	Alles klar	1	1	12			1	6	5	

lfd. Nr.	A. Altersgruppe	B. Geschlecht	C. Berufsgruppe	D. dialektale Zugehörigkeit	E. Erfassung des Sprachmaterials in zitierender Form	E. a Sprachmaterial	E. b Kriterien für mdl. Kommunikation	E. c 1 Art der Strategie 1. Position	E. c 2 Art der Strategie 2. Position	E. c 3 Art der Strategie 3. Position	E. d Beziehung	F. Emotionale Zuordnung	G. Erleben	zusätzliche Bemerkungen
428	1	2	4	1	Oh Sie haben heute aber wenig getrunken.	1	1	12			2	2	5	
102	6	1	1	1	Blutabnahme/ ohne Schmerzen	3						6	1	
103	6	1	1	1	aua, aber es tut nicht weh	2						6	1	
106	6	2	1	1	Spritze geben, Angstgefühl	3						6	1	
111	6	2	1	1	Au, dieser Schmerz und die große Spritze	2						6	1	Vielleicht!
114	6	2	1	1	Blutabnahme	3						6	1	nein
121	6	2	1	3	Ich kann kein Blut sehen	2						6	1	
124	6	1	1	1	So eine große Spritze!	2						5	1	OK!
125	6	1	1	1		4						6	1	
126	5	2	1	1	Pat. bei der Blutabnahme	3						2	1	
127	6	2	1	1	Bitte eine kleine Kanüle nehmen,	2						6	1	Patientenfreundliche Betreuung und beruhigende Worte finden.
129	5	2	1	1		4						6	1	
130	5	2	1	1	Nichts.	4						6	2	
134	5	2	1	2	rechter oder linker Arm, Autsch, warum nicht im Liegen	2						6	1	angemessen
143	6	2	1	1	nicht so pieken	2						3	1	nein
146	4	2	1	1	Bitte nicht pieksen.	2						6	1	
154	4	2	1	1	Schmerzen, Angst, Unwohlsein	3						6	1	
156	2	2	1	1		4						6	1	
158	6	2	3	1		4						6	4	
159	6	2	2	1	Wollen Sie nicht erst die Schleuse öffnen?	2						6	1	
161	5	2	3	1	Dort wird immer gepickt. Nicht wehtun!!	2						6	1	
204	3	1	2	1	aua	2						6	1	
215	5	1	2	1	Ruhe	2						6	4	
231	2	2	2	2	Au	2						6	5	
309	4	2	3	1	Aha	2						6	5	
311	1	2	3	1	"autsch", "schnell"	2						6	2	

lfd. Nr.	A. Altersgruppe	B. Geschlecht	C. Berufsgruppe	D. dialektale Zugehörigkeit	E. Erfassung des Sprachmaterials in zitierender Form	E. a Sprachmaterial	E. b Kriterien für mdl. Kommunikation	E. c 1 Art der Strategie 1. Position	E. c 2 Art der Strategie 2. Position	E. c 3 Art der Strategie 3. Position	E. d Beziehung	F. Emotionale Zuordnung	G. Erleben	zusätzliche Bemerkungen
315	3	2	3	1	Bitte schön vorsichtig/ Nicht so doll	2						6	1	
316	3	2	3	1	Hoffentlich muß ich nicht noch einmal pieken	2						6	2	
324	4	2	3	1	bei mir bekommt keiner Blut sagt jeder aber es klappt	2						6	3	
409	1	2	4	1	Das es dem Pat. unangenehm ist u. Schmerzen verursacht durch d. Eindringen d. Spritze. Das das Band zu fest ist	3						6	1	
410	2	2	4	1	Pat. Mann o. Frau (wegen der Brust); lustig + niedlich	3						2	3	
412	1	2	4	1	aua das tut weh	2						6	2	
413	1	2	4	1	Ich habe Angst. Aua das tut weh	2						6	2	Es gibt keine Unterschiede.
422	2	1	4	1	"Hoffentlich machen sie das nicht zum ersten mal!" "Können sie das denn auch?"	2						2	2	
425	1	2	4	1	Routine	3						3	4	
427	2	2	4	1		4						6	5	
433	2	2	4	1	etwas "weh" tun, Fragen?	3						6	1	
434	2	1	4	2	Die Spritze tut weh	2						2	4	
435	2	1	4	1	Pat. Ist sichtlich nicht begeistert, keinerlei Kommunikation zwischen PK und Pat. Unangenehm für beide	3						2	2	Da wir wissen wie man den Umgang pflegt, wären wir wohl besser.
436	1	2	4	2	"Das schmerzt"	2						6	1	
514	2	2	5	1	Frau Doktor ich habe Schmerzen, bitte machen Sie die Injektion zügig.	2						3	4	
517	2	1	5	1	"Machen Sie das auch Richtig!?" "Müssen Sie nicht weiter oben ansetzen" "Geht das nicht feinfühliger"	2						2	5	
519	1	2	5	1	ach ja wie immer kenne ich ja schon	2						2	2	
521	2	1	5	2	Sie sind ja gieriger als ein Vampir	2						2	3	
525	1	1	5	1	Es tut weh/ Sie stechen an der falschen Stelle	2						2	4	
526	2	1	5	2	Es schmerzt, ich finde sie inkompetent	2						2	4	

lfd. Nr.	**A.** Alters?gruppe	**B.** Geschlecht	**C.** Berufsgrup?pe	**D.** dialektale Zugehörigkeit	**E.** Erfassung des Sprachmaterials in zitierender Form	**E. a** Sprachmaterial	**E. b** Kriterien für mdl. Kommunikation	**E. c 1** Art der Strategie 1. Position	**E. c 2** Art der Strategie 2. Position	**E. c 3** Art der Strategie 3. Position	**E. d** Beziehung	**F.** Emotionale Zuordnung	**G.** Erleben	zusätzliche Bemerkungen
527	2	2	5	2	ist krank, sitzt beim Arzt	3						4	5	nein.
529	2	1	5	2	"Aua das tut weh!"	2						6	3	nicht jeder Patient hat Angst/ Furcht. Auch die anderen Emotionen sind denkbar.
530	2	2	5	2	würde das tut weh?/ wie lange dauert es?	2						5	1	Ich denke ja
531	1	2	5	1	er hat Schmerzen im Arm, und wahrscheinlich ist der Gurt zu eng. Die Krankenschwester hält sowieso die Spritze falsch.	3						2	4	
532	1	2	5	1	"Muss das jetzt sein? Können Sie nicht schneller Blut abnehmen?"	2						2	4	
533	2	2	5	1	Es tut aber weh	2						2	1	Der Nadel ist stumpf!

5.4 Grafische Darstellung der Ergebnisse

Im Ergebnis der Kodierung E.a. steht der Anteil von 75 Prozent als Basis für die weitere Untersuchung.

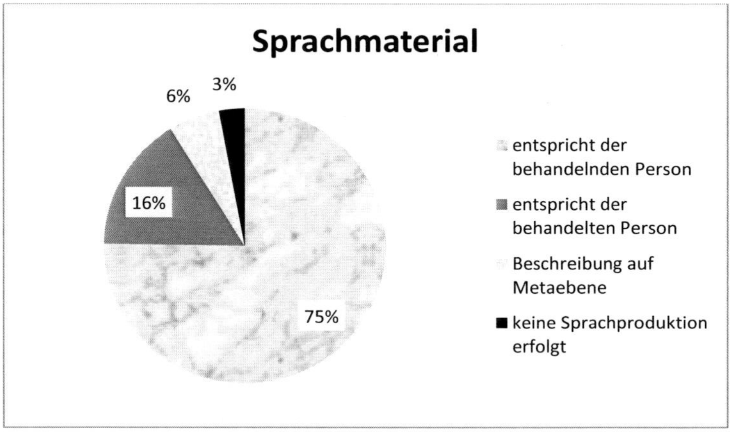

Abb. 5: Bewertung des Sprachmaterials

5.4.1 Parameter der Stichprobe

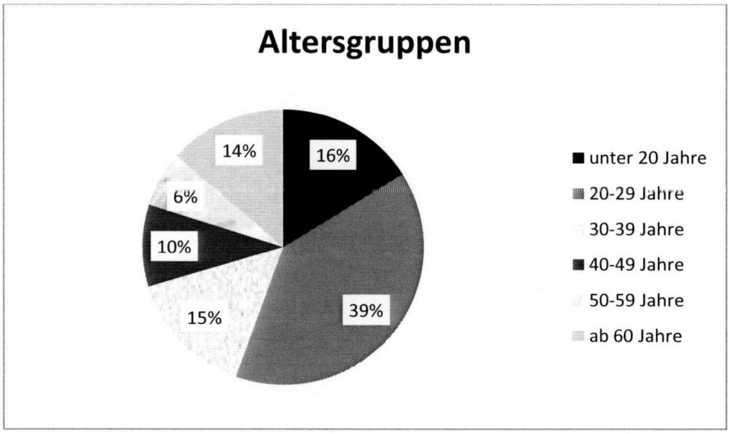

Abb. 6: Zusammensetzung der bereinigten Stichprobe nach Altersgruppen

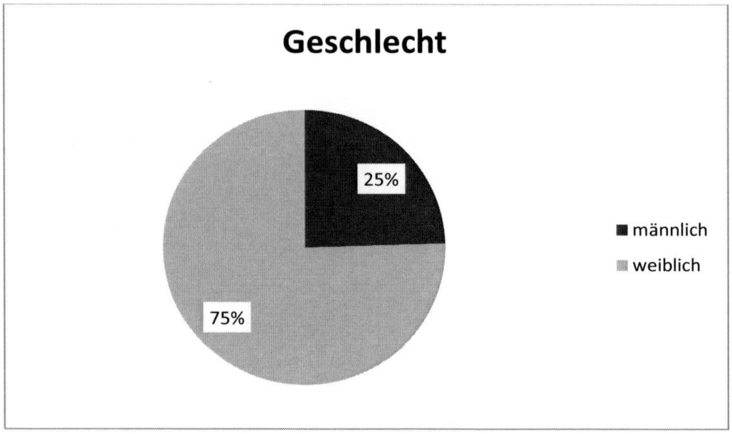

Abb. 7: Zusammensetzung der bereinigten Stichprobe nach Geschlecht

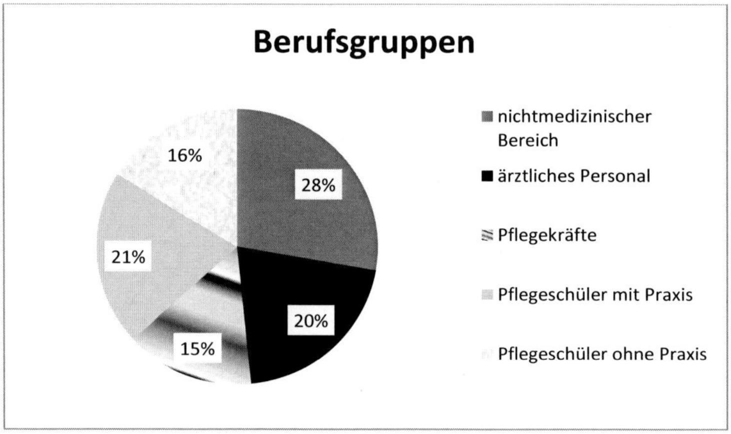

Abb. 8: Zusammensetzung der bereinigten Stichprobe nach beruflichen Gruppen

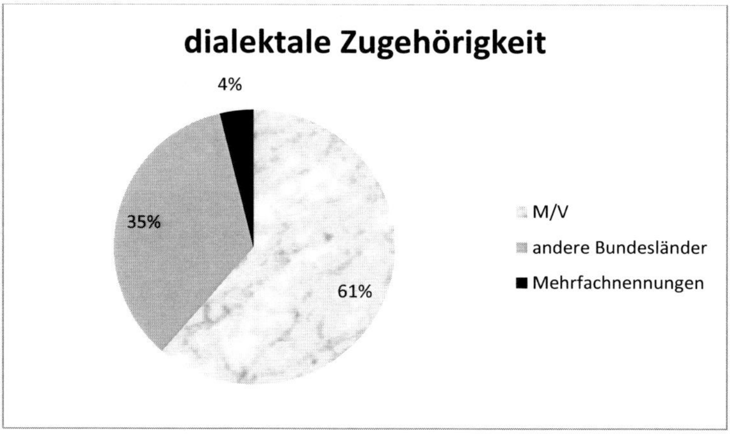

Abb. 9: Zusammensetzung der bereinigten Stichprobe nach dialektaler Herkunft

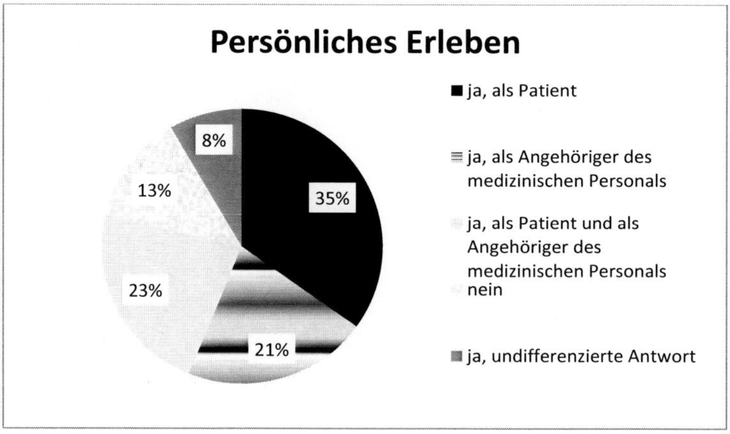

Abb. 10: Erfahrungen mit der Situation der Blutentnahme

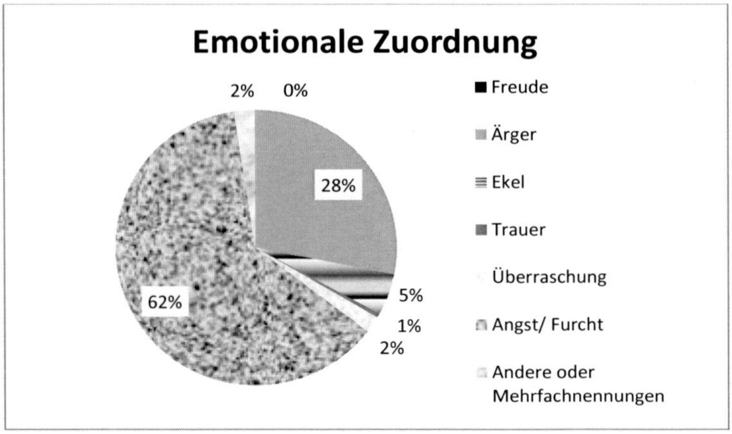

Abb. 11: Wahrnehmung der emotionalen Befindlichkeit

5.4.2 Auswertung des Sprachmaterials

Die grafische Darstellung der verbalen Strategien im Gesamtüberblick befindet sich im Textteil auf Seite 81.

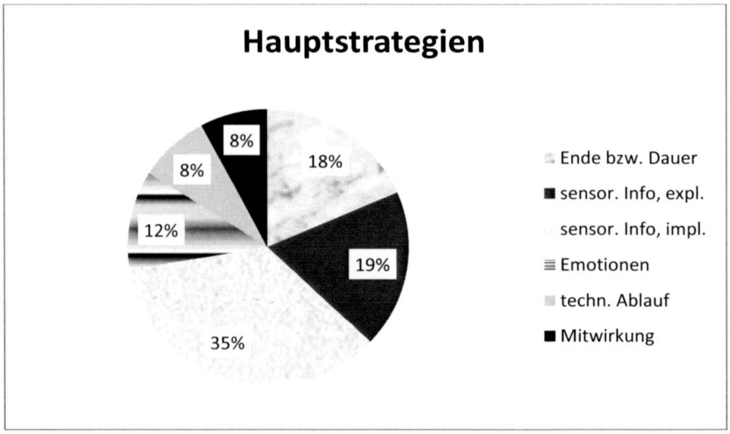

Abb. 12: Verhältnis der sechs Hauptstrategien

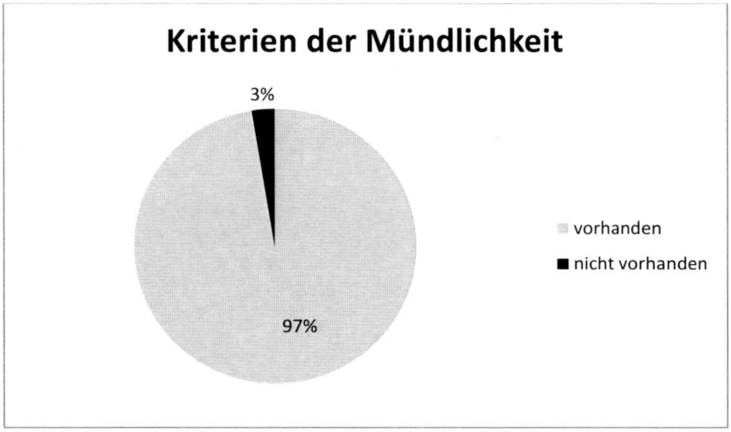

Abb. 13: Kriterien für mündlichen Sprachgebrauch

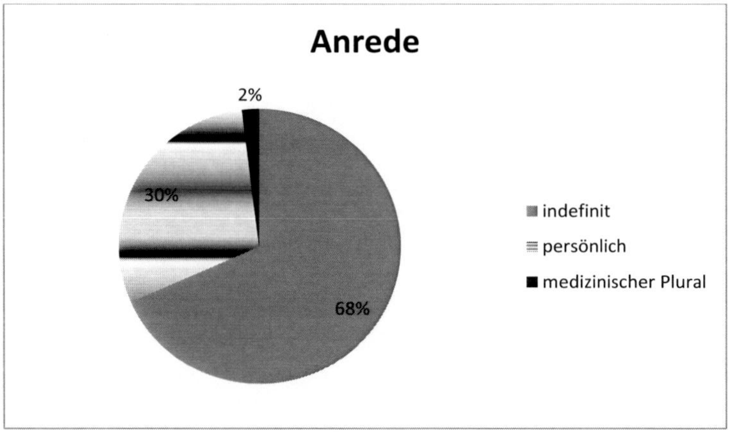

Abb. 14: Wahl der Anrede

Für Abb. 15 bis Abb. 18 gilt: Angaben in Prozent

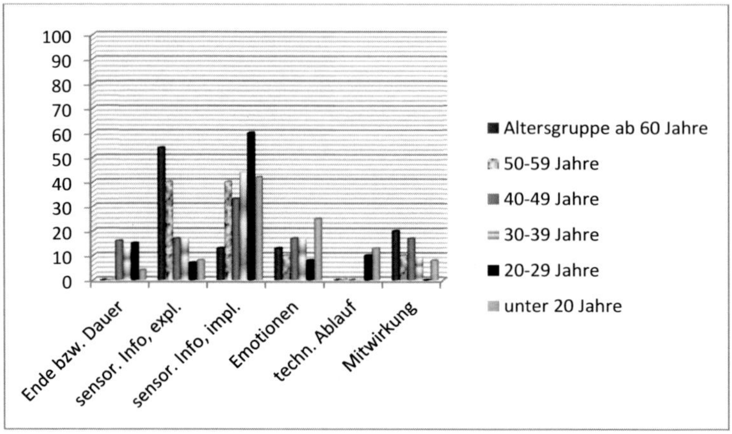

Abb. 15: Verteilung der Strategien nach Altersgruppen

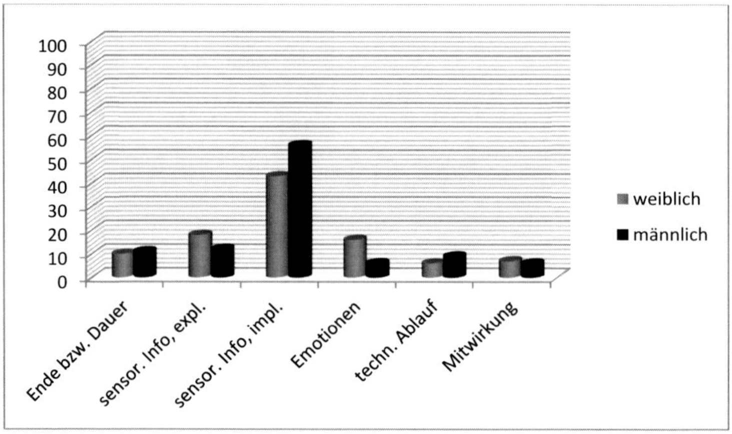

Abb. 16: Verteilung der Strategien nach Geschlechtern

Die grafische Darstellung der Verteilung der Strategien nach beruflichen Gruppen befindet sich im Textteil, Seite 83.

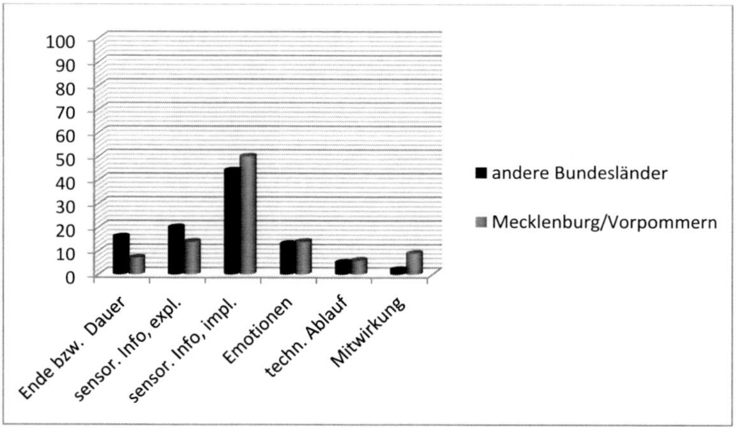

Abb. 17: Verteilung der Strategien nach dialektaler Herkunft

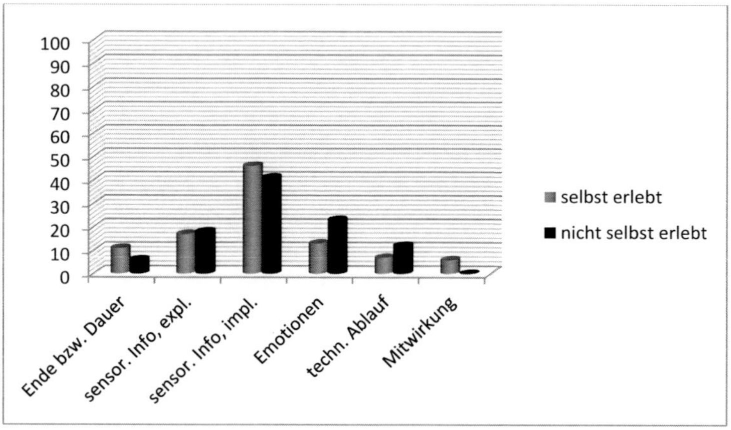

Abb. 18: Verteilung der Strategien bzgl. der Erfahrung

5.5 Tabellen- und Abbildungsverzeichnis

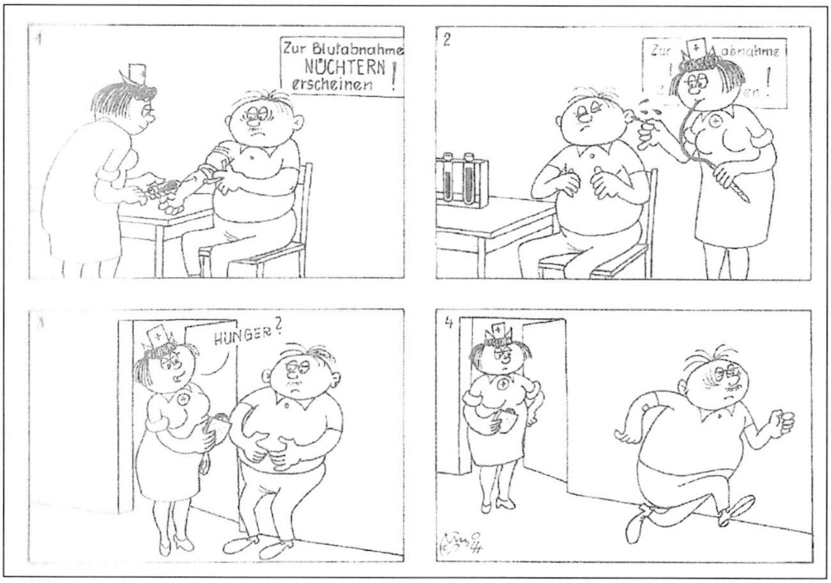

Abb. 19: Original der Karikatur „Ausgerechnet Blutwurst"[340]

[340] Schmitt, 1980, S. 125

Literaturverzeichnis

Abels, Kristina (2007): Macht Denken schlank? In: In.Put. Wissen für junge Köpfe. Universität Tübingen.
https://vitruv.uni-tuebingen.de/ilias3/data/pr01/lm_data/lm_1171/index.html
Stand 13. 04. 2013

Bach, Martina (Hrsg.) (2004): Pschyrembel. Klinisches Wörterbuch. 260., neu bearbeitete Auflage. Berlin. New York.

Baecker, Dirk (1998): Nachruf auf Niklas Luhmann. In: Berliner Zeitung, Nr. 264, 12. November 1998, S. 11.
http://www.spacetime-publishing.de/luhmann/baecker.htm
Stand 04. 01. 2013

Baecker, Dirk (Hrsg.) (2005): Niklas Luhmann. Einführung in die Theorie der Gesellschaft. Heidelberg.

Berghaus, Margot (2004): Luhmann leicht gemacht. 2. Auflage. Köln, Weimar, Wien.

Bogdal, Klaus- Michael/ Kauffmann, Kai/ Mein, Georg (2008): BA-Studium. Germanistik. Ein Lehrbuch. Hamburg.

Bölt, Ute u.a. (2012): 20 Jahre Krankenhausstatistik. In: Statistisches Bundesamt Wiesbaden. Publikationen. Wirtschaft und Statistik 2/ 2012, S. 112 – 138.
https://www.destatis.de/DE/Startseite.html
Stand 20. 01. 2013

Brinker, K./ Sager, S.F. (2006): Linguistische Gesprächsanalyse. Eine Einführung. 4., durchgesehene und ergänzte Auflage. Berlin.

Bubenhofen, Noah (2001): Sprachliche Konstruktion der Wirklichkeit. Die linguistische Relativitätstheorie im konstruktivistischen und systemtheoretischen Licht. Universität Basel.
http://www.bubenhofer.com/publikationen/2001skw/LR_Konstruktivismus.pdf
Stand 15. 01. 2013

Bundesärztekammer, Empfehlungen/ Stellungnahmen (29. 08. 2008): Persönliche Leistungserbringung - Möglichkeiten und Grenzen der Delegation ärztlicher Leistungen.
http://www.bundesaerztekammer.de/page.asp?his=0.7.47.3225
Stand 20. 01. 2013

Burkart, Roland (2002); Kommunikationswissenschaft. 4., überarbeitete und aktualisierte Auflage. Wien, Köln, Weimar.

Bußmann, Hadumod (2008): Lexikon der Sprachwissenschaft. 4., durchgesehene und bibliographisch ergänzte Auflage. Stuttgart.

Deutscher, Guy (2011): Im Spiegel der Sprache. Warum die Welt in anderen Sprachen anders aussieht. 3. Auflage. München. S. 248 – 265.
http://books.google.de/books?id=JhaJnMqWJo4C&printsec=frontcover&dq=Deutscher,+Guy&hl=de&ei=nhFeTsXwNLTT4QSvutwm&sa=X&oi=book_result&ct=result&resnum=2&ved=0CDYQ6AEwAQ#v=onepage&q&f=false
Stand 12. 01. 2013

Dietrich, Rainer (2007): Psycholinguistik. 2., aktualisierte und erweiterte Auflage. Stuttgart, Weimar.

Dittmar, Norbert (1997): Grundlagen der Soziolinguistik–Ein Arbeitsbuch mit Aufgaben. Tübingen.

Donges, Patrick (2013): Institutionen. In: Bentele, Günter/ Brosius, Hans- Bernd/ Jarren, Otfried: Lexikon Kommunikations- und Medienwirtschaft. 2, überarbeitete und erweiterte Auflage. Wiesbaden. S. 128.

Dürscheid, Christa (2007): Syntax. Grundlagen und Theorien. 4., überarbeitete und ergänzte Auflage. Göttingen.

Feilke, Helmut/ Schmidt, Siegfried J. (1995): Denken und Sprechen. Anmerkungen zur strukturellen Kopplung von Kognition und Kommunikation. In: Trabant, Jürgen (Hg.): Sprache denken. Positionen aktueller Sprachphilosophie. Frankfurt am Main. S. 269 - 297.

Flammer, August (1997): Einführung in die Gesprächspsychologie. Bern, Göttingen, Toronto, Seattle.

Galliker, Mark/ Weimer, Daniel (2006): Psychologie der Verständigung. Eine Einführung in die kommunikative Praxis. Stuttgart.

Gansel, Christina (Hg.) (2011): Systemtheorie in den Fachwissenschaften. Zugänge, Methoden, Probleme. Göttingen.

Gansel, Christina (1992): Semantik deutscher Verben in kognitionspsychologischer Sicht. Frankfurt am Main.

Geißner, Ursula/ Kellnhauser, Edith (2004): Gefühlsarbeit in der Pflege. In: Kellnhauser, Edith u.a. (Hg.): Pflege. Professionalität erleben. Stuttgart. S. 12 – 17.

Gerth, Michael (2013): Luhmann-Lexikon
http://www.luhmann-online.de
Stand 15. 01. 2013

Gerstorfer, Michael (2004): Crashkurs Physiologie. Repetitorium zum Gegenstandskatalog 1 mit Einarbeitung der wichtigsten Prüfungsfakten. München, Jena.

Glück, Helmut (Hg.) (2005): Metzler Lexikon Sprachwissenschaften. Dritte, neubearbeitete Auflage. Stuttgart, Weimar.

Gröner, Anja (2013) (Chefredaktion): Blutuntersuchung. In: Bundesverband deutscher Internisten e.V.
http://www.internisten-im-netz.de/de_blutuntersuchung-blutwerte_541.html
Stand 05. 01. 2013

Haferlach, Torsten u.a. (2012): Taschenatlas Hämatologie. Mikroskopische und klinische Diagnostik für die Praxis. 6., vollständig überarbeitete Auflage. Stuttgart, New York.

Harden, Theo (2006): Angewandte Linguistik und Fremdsprachendidaktik. Tübingen

Heine, Rolf/ Schewior-Popp, Susanne (2004): Gesundheit und Krankheit. In: Kellnhauser, Edith u.a. (Hg.): Pflege. Professionalität erleben. Stuttgart. S. 26 – 34.

Institut für deutsche Sprache (2012): 16. Arbeitstagung zur Gesprächsforschung. Informationen zum aktuellen Rahmenthema. Mannheim.
http://www1.ids-mannheim.de/aktuell/kolloquien/agf/2012/
Stand 22.05.2013

Jahr, Silke (2000): Emotionen und Emotionsstrukturen in Sachtexten. Ein interdisziplinärer Ansatz zur qualitativen und quantitativen Beschreibung der Emotionalität von Texten. Berlin, New York.

Jung-Heintz, Heike/ Lieser, Anja (2004): Pflegeprozess–eine Methode geplanter und strukturierter Pflege. In: Kellnhauser, Edith u.a. (Hg.): Pflege. Professionalität erleben. Stuttgart. S. 56 – 76.

Kehrein, Roland (2002): Prosodie und Emotionen. Tübingen.

Knapp, Karlfriedrich (Hg) (2007): Angewandte Linguistik. Ein Lehrbuch. 2., überarbeitete und erweiterte Auflage. Tübingen.

Knieper, Thomas (Hg.) (2004): Statistik. Eine Einführung für Kommunikationsberufe. Konstanz.

Krallmann, Dieter/ Ziemann, Andreas (2001): Grundkurs Kommunikationswissenschaft. München.

Krause, Detlef (2005): Luhmann-Lexikon. Eine Einführung in das Gesamtwerk von Niklas Luhmann. 4., neu bearbeitete und erweiterte Auflage. Stuttgart.

Kunkel-Razum/ Scholze-Stubenrecht/ Wermke (Hg.) (2007): Duden. Deutsches Universalwörterbuch. 6., überarbeitete und erweiterte Auflage. Mannheim.

Lehmann, Beat (1998): ROT ist nicht "rot" ist nicht [rot]: Eine Bilanz und Neuinterpretation der linguistischen Relativitätstheorie. Tübingen.

Lemnitzer, Lothar/ Zinsmeister, Heike (2006): Korpuslinguistik. Eine Einführung. Tübingen.

Löffler, Heinrich (1994): Germanistische Soziolinguistik. 2., überarbeitete Auflage. Berlin.

Luhmann, Niklas (1984): Soziale Systeme. Grundriss einer allgemeinen Theorie. Frankfurt am Main.

Luhmann, Niklas (1997): Die Gesellschaft der Gesellschaft. Frankfurt am Main.

Luhmann, Niklas (2005a): Soziologische Aufklärung 4. Beiträge zur funktionalen Differenzierung der Gesellschaft. 3. Auflage. Wiesbaden.

Luhmann, Niklas (2005b): Soziologische Aufklärung 5. Konstruktivistische Perspektiven. 3. Auflage. Wiesbaden.

Luhmann, Niklas (2005c): Soziologische Aufklärung 6. Die Soziologie und der Mensch. 2. Auflage. Wiesbaden.

Meyer-Radtke, Marion (2009): Aus Herr Doktor wird Frau Doktor. In: Zeit online http://www.zeit.de/karriere/beruf/2009-12/feminisierung-medizin Stand 13. 02. 2013

Plum, Angelika (1998): Die Karikatur im Spannungsfeld von Kunstgeschichte und Politikwissenschaft. Eine ikonologische Untersuchung zu Feindbildern in Karikaturen. Aachen.

Rice, Virginia Hill (Hg.) (2005): Stress und Coping. Lehrbuch für Pflegepraxis und -wissenschaft. Deutschsprachige Ausgabe herausgegeben von Patrick Muijsers. Bern.

Rice, Virginia Hill/ Lyon, Brenda (2005): Stress, Bewältigung, Gesundheit und Pflege: Die Zukunft. In: Rice, Virginia Hill (Hg.): Stress und Coping. Lehrbuch für Pflegepraxis und -wissenschaft. Deutschsprachige Ausgabe herausgegeben von Patrick Muijsers. Bern. S. 603 - 609.

Rickheit, Gert/ Weiss, Sabine/ Eikmeyer, Hans-Jürgen (2010): Kognitive Linguistik. Theorien, Modelle, Methoden. Tübingen, Basel.

Rockenbauch, Katrin/ Decker, Oliver/ Stöbel-Richter, Yve (Hg.) (2006): Kompetent kommunizieren in Klinik und Praxis. Lengerich.

Rothgangel, Simone (2010): Kurzlehrbuch Medizinische Psychologie und Soziologie. 2., überarbeitete Auflage. Stuttgart.

Runkel, Gunter/ Burkart, Günter (Hg.) (2005): Funktionssysteme der Gesellschaft. Beiträge zur Systemtheorie von Niklas Luhmann. Wiesbaden.

Schiedek, Steffen (2003): Angst und Leistung im Rahmen der Katastrophentheorie-Untersuchungen zum optimalen Erregungsniveau bei Fallschirmspringern. Dissertation. Universität Göttingen. http://ediss.uni-goettingen.de/handle/11858/00-1735-0000-0006-B242-4 Stand 26. 04. 2013

Schmitt, Erich (1980): Das dicke Schmitt-Buch. 5. Auflage. Berlin.

Schmitt, Erich (2013): Schwester Monika. In: Eulenspiegel Verlag. Programm. http://www.eulenspiegel-verlag.de/programm-1/titel/978-schwester-monika.html Stand 26. 02. 2013

Schmidt, Erich Jürgen/ Herrgen, Joachim (2011): Sprachdynamik. Eine Einführung in die moderne Regionalsprachenforschung. Berlin.

Schrott, Raoul/ Jacobs, Arthur (2011): Gehirn und Gedicht. Wie wir unsere Wirklichkeiten konstruieren. München.

Schwarz, Monika/ Chur, Jeanette (1996): Semantik. Ein Arbeitsbuch. 2., überarbeitete Auflage. Tübingen.

Schwarz- Friesel, Monika (2007): Sprache und Emotion. Tübingen.

Schweickhart, A./ Fritzsche, K. (2009): Kursbuch ärztliche Kommunikation. Grundlagen und Fallbeispiele aus Klinik und Praxis. Köln.

Seebold, Elmar (Hg.) (2011): Kluge. Etymologisches Wörterbuch der Deutschen Sprache. 25. Auflage. Berlin/ Boston.

Siegfried, Donna Rae (2006): Anatomie und Physiologie für Dummies. Übersetzung aus dem Amerikanischen von Julia Kelemen. Weinheim.

Siegrist, Johannes (2005): Medizinische Soziologie. 6., neu bearbeitete und erweiterte Auflage. München.

Simon, Horst J. (2003): Für eine grammatische Kategorie ‚Respekt' im Deutschen. Synchronie, Diachronie und Typologie der deutschen Anredepronomina. Tübingen.

Sitzmann, Franz (2004): Injektion und Gefäßpunktion. In: Kellnhauser, Edith u.a. (Hg.): Pflege. Professionalität erleben. Stuttgart. S. 979 - 996.

Universitätsklinikum Hamburg-Eppendorf (UKE), Unternehmenskommunikation, Archiv der Pressemitteilungen, Pressemitteilung vom 30. 09. 2010: Schmerz ist Kopfsache: Wissenschaftler entdecken zuständiges Hirnareal für „angekündigten Schmerz".
http://www.uke.de/medien/index.php
Stand 13. 02. 2013

Veith, Werner H. (2005): Soziolinguistik. Ein Arbeitsbuch. 2., überarbeitete Auflage. Tübingen.

Werlen, Iwar (2002): Sprachliche Relativität. Eine problemorientierte Einführung. Tübingen, Basel.

Wiesning, Urban (Hrsg.) (2008): Ethik in der Medizin. Ein Studienbuch. 3., aktualisierte Ausgabe. Stuttgart.

Witzel, Kai u.a. (2007): Die venöse Blutentnahme im klinischen Alltag.
http://www.witzel-chirurgie.de/PDFs/DMW1107.pdf
Stand 02. 02. 2013

Zaboura, Nadja (2009): Das empathische Gehirn. Spiegelneurone als Grundlage menschlicher Kommunikation. Wiesbaden.

Zippel, Wolfgang (2009): Semantik und Grammatik im Kopf. Ein Forschungsüberblick. Tübingen.

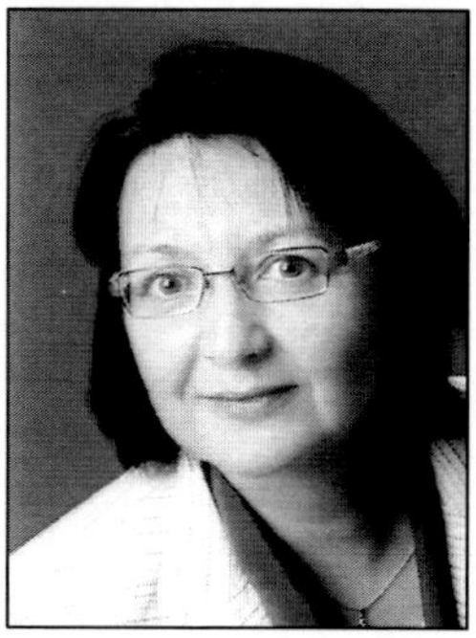

Die Autorin Gabriele Raeuber, geboren 1959 in Greifswald, lernte schon in ihrem ersten Beruf als Physiotherapeutin Sprache als ein Instrument in die Behandlung einzubeziehen, u.a. bei Apoplektikern. Anfang der neunziger Jahre absolvierte sie eine Marketingausbildung und war anschließend viele Jahre als Medizinprodukteberaterin für national und international agierende Unternehmen tätig. In diesem Kontext sind persuasiv gestaltete sprachliche Mittel charakteristisch.

Nachdem die Autorin 2006 ein Studium der Germanistik und Kommunikationswissenschaft aufgenommen hatte, war es naheliegend, dass sie sich in ihrer Bachelorarbeit der medizinischen Kommunikation widmete. Sie untersuchte Patienten-Informationsflyer als Kommunikationsmedium bzw. Textsorte.

Mit einer Studie zum Thema des vorliegenden Buches schloss sie 2013 die Fortsetzung des Studiums als Master für Sprache und Kommunikation ab.